看護師・医療秘書のための

実践 英会話 第2版

山田薙夏

黒田貞子

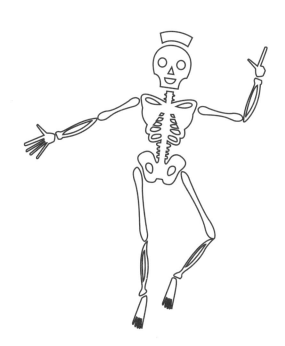

Arist アリスト

はじめに

　この本は、「厳しい経営・労働環境にある日本の医療現場において、医療者が日本語の不十分な外国籍の方などといかにコミュニケーションを円滑に行うのか」、具体例を読者の皆様にお伝えするために書きました。

　本書の読者は、看護師や医療秘書、看護助手、医療クラークなど患者様と接触する機会の比較的多い医療職者であると思います。あるいは、近い将来医療職に就こうとしている学生、その学生を英語教育の立場でご支援いただいている英語教師ではないでしょうか。もしくは、英語しか話せない方がいざというときのためにこの本を手にしているかもしれません。

　いずれにしましても、本書が皆様の何らかの困りごとを解決するお手伝いができることを願っています。

- ●　　医療スタッフの皆様へ
　　医療者は、患者様に寄り添う教育が浸透し、しばしば消耗しきってしまうことがあります。
　　患者様の満足感と同じくらい、医療者の職務満足感も重要です。
　　本書の内容が仕事の遂行に少しでも役に立ち、成功体験が速やかに得られますようにと願っています。

- ●　　英語講師と学生の皆様へ
　　医療現場をより身近に感じられる充実した英語学習の時間となれば幸いです。

　＊本書は、「看護婦・医療秘書のための英会話」（1995 年初版）をもとに、新しい知見を入れて全面的に刷新したものです。

この本の出発点　通訳者がいても日本の医療現場ではコミュニケーションギャップは起きてしまった。正しい英語を話すことは大事だけどそれだけでは十分ではない

　この本が生まれたきっかけは、私が日本で行われたハリウッド映画の撮影現場で、看護師として働いたことにあります。それは 1992 年ごろのことです。そのとき私の英語力は今よりも随分と厳しい状況にあり、詳しいことを伝えるときは通訳の力を頼りに現場を乗り切っていました。

　ある日のことです。主役を務めるキャストの 1 人が風邪をひいて、急ぎ病院を受診することになりました。私はアクションシーンの撮影が続いていたことから撮影現場を離れることができませんでしたので、通訳者に受診に付き添ってもらいました。とても優秀な通訳者でしたから、きっとコミュニケーションがよくとれてキャストは満足して帰ってくるに違いない、と私は安心して帰りを待っていました。

　ところが、キャストと保護者は怒りをあらわにして戻ってきました。そして、『失礼で不当な扱いを受けた！』、と私に涙ながらに激しく訴えたのです。通訳者の話と照合すると、キャストは病院での待ち時間が理解できなかったようなのです。

　誤解のないように申し上げますが、このキャストと保護者は、決して不当な請求をするいわゆるクレーマー患者ではありません。この出来事以前に、私が付き添って病院を受診したときは日本の医療サービスに大満足だったのです。ニューヨーク育ちのセレブな彼女らには、病院で診察の順番が来るのを延々と待つという習慣がなかったので、理不尽な状況として解釈していたことが原因でした。

彼女らの待ち時間の解釈は、次のようなものでした。「私たちを診察したくないのではないか」、「待っている間に病気が悪くなって仕事に差し障りが出るかもしれない」、「とにかく随分ばかにされている感じがするのだけど・・・」、というようにです。（UNIT20に関連コラムがあります）

　この出来事は、"正しい英語を話すことは大事だけど、それだけでは十分とは言えない。医療システムの課題はあっても、医療者が自分の気持ちを伝える何かが必要なのだ"と、深く私の胸に刻まれました。同時に、誤解を受けたままでいる医療者がいることが私にはとても悲しく、「医療者が自分の気持ちを患者様らに伝える、『何か』を探す」ということを人よりも強く意識するようになりました。

教育現場の体験から　実学志向の学生には実用的な英語が支持される傾向がある

　1995年の出版をきっかけに、これまで私は多くの教育機関（看護系、医療秘書系短期大学、専門学校）や病院で教育に携わって参りました。

　私の見聞きした範囲では、実用的な英語は、実学志向の学生には支持される傾向がありました。教育現場では教員はそれぞれ工夫を凝らしていますが、受講生のコメント「アニメーション映画を使った授業は楽しいけど、遊んでいる感じがする。実用英語は、勉強している感じがする。」からは、達成感に該当すると思われる項目において実用性の高い英語の方がより支持されていると推量されました。

　しかし、英語を担当する外国籍の教員から「病院に外人さんそんなに来ないでしょ。英語は必要なの？」と尋ねられたことがありました。現在、日本の医療機関には、外国籍の方が日常的に訪れています。これは東京に限りません。小中学校外国人英語補助教員（ＡＬＴ）を例にとると、容易に想像できるのではないでしょうか。多様な言語理解力・文化的背景のある人とともに暮らすことが日本の今日的状況です。

　本書が『実用的』であることにこだわったのは、実用英語であれば学生の学習意欲が向上、持続するのならそれを応援したい、と考えたからです。

　実際のところ、実学志向の学生の中には、英語嫌いが少なくなく、中学2年生程度の英語が難しいと感じていることも珍しくありません。しかし、「力がない」ということではなく、「スイッチが入っていない」だけであって、「実際に仕事に役立ちそうだ」、と感じたときから飛躍的に力が付くようです。実は私もそのうちの1人でした。

取材の成果などから　　「失礼で不当な扱いを受けた」という患者の主張は、外国籍のキャストらだけではなく、日本人の間でも枚挙にいとまがない

　私は、病院に所属することをやめて随分たちますが、かわりに医療系専門基礎教育の仕事や執筆などの仕事をしてきました。例えば、DV（ドメスティック・バイオレンス）の被害当事者を支援する人のための医療対応マニュアルの執筆などです。そのような仕事をしていると、取材先や個人的な相談などで「病院ではこんな対応をされた。これっておかしいんじゃない！」と言う声を本当によく伺うことになりました。それらは、この本の出発点で述べたキャストの保護者と内容こそ異なりますが、「失礼で不当な扱いを受けた」ということでは同質のものが非常に多かったのです。ちなみに彼女らは、直接かかわりのある医療者に不満を表明することによって、自分が不利益を被るのは避けたいので、その場は無難にやり過ごして本心を語らなかったそうです。

また、誰でもそうであるように、私の人生もすべてが順調だった訳ではないので、特にこの4年間は患者の立場でしっかりと医療を体験することになりました。そこでは見聞きしてきた程ではないにしても、医療者と気持ちがすれ違うことは何度となく私自身の身に降りかかってきたのです。私が感じ取ったのは、患者も医療者もどちらも熱心なのに上手くいかない、誰も得をしていない、私の専門知識も空回りするようでかえって疲れてしまうというジレンマです。

結果的にこれらの体験は、私を研究へと駆り立てることになりました。日本の医療には、情報共有の方法に構造的な課題があるようだが、厳しい経営・労働環境にある日本の医療現場においても、少しの労力で実現できる効果的な方法は何かありそうだ、と思われたからです。

研究の成果から　人の感性に着目することによって患者様にも医療者にも魅力的な環境が創り出せる

病気になってからの3年間、幸いにも私は大学の特任講師という研究には最適な立場と環境にありました。上手くいけば自分の疑問が解決でき、さらによければ・・・などと多少妄想も入っておりましたが、情報共有に関する研究をすることができ、最終的に、『わかりやすい説明』と実証された説明ツールの開発を行いました。それは人の感性に着目することによって患者様にも医療者にも魅力的な環境が創り出せることを端的に証明するものです。

いつのまにか話が本書と関係がなくなってきているのではと思われたかもしれません。しかし、そうではありません。私にとっては、英語コミュニケーションの気づきが出発点であるからです。私はその理由について、外国籍の方と接するとき、彼らの多くは自分と見た目が違うから、考えが異質であっても仕方がないかもしれない、というように、相手の違いを受け止めやすくなるのではないかと分析しています。外国語を学ぶことは、違いを受け入れる力も育むのではないでしょうか。この違いを受け入れる力が私にとっては、「説明ツール」の開発という結果をもたらし、人間としても成長できたと思っています。

本書のコラムに研究の成果のいくつかを紹介させていただきましたので、ピンとくるところがあればどこからでも結構です。お読みいただければ幸甚です。

そして、患者様の気持ちを考えるのと同じように、医療者が自分の気持ちを大事にしていただくきっかけになればと思います。読者の皆様がそれぞれのお立場でギャップを乗り越え、発展されることを心より願っています。

謝辞

「看護師(婦)・医療秘書のための英会話」の読者の皆様、英語のご担当の先生、書店はじめ流通関係の各位、研究や教育の場を与えてくださった大学・専門学校の関係者と学生各位に深謝いたします。

「看護師・医療秘書のための実践英会話」第2版は、多くの先生からのご意見を反映してできました。共著者の山田貞子（旧姓　黒田）ともども、多くのみなさまに支えられていることをあらためて感じております。前作と第1版からの制作ユニットの増野絢子氏、山田貴子氏にも厚くお礼申し上げます。
Thank you for all!

2010年3月　　　山田千夏

付録 MP3 音声ファイルを配信中！―すき間時間活用『聴くメディカル英単語』―

聴けばわかる！　慣れる！　身につく！

メディカル英単語の発音が難しい、Common disease(主な病名一覧；Annex3 SKIT2)、Vocabulary （語彙；Annex6） が読めない、という読者の声にお応えします。

音声ファイルご希望の方は、以下のステップに沿って音声ファイルをお受け取りください。

ステップ		読者のみなさまのアクション
ステップ1		ダウンロード可能な音声ファイルは、Annex3 SKIT2、Annex6のみであることに合意をお願いいたします。
ステップ2		音声ファイルご希望の方は、必要事項（ご連絡先メールアドレスなど）を記入し、弊社 nurse_2@arist.info まで E メールをお送りください。 　メールタイトル：音声ファイル希望 　記 入 事 項 ： お名前、ご連絡先メールアドレス
ステップ3		ダウンロード先アドレスの書かれたメールの到着をお待ちください。 　（弊社より、お客様にダウンロード先アドレスをご案内いたします。）
ステップ4		ダウンロード先アドレスにアクセスしてダウンロードしてください。 　（読者各自でお願いします。）
ステップ5		ダウンロードした音源（MP3）は、ご自身の端末でご利用ください。 　例）パソコン、携帯電話、音楽プレイヤーなど

＊通信料は各自でご負担ください（注意！　ダウンロードには高額のパケット料がかかる場合があります）。

＊配信方法は変更することがありますが、その際は、随時弊社ホームページにてご案内いたします。

＊音源などの無断再配布については認めておりません。著作権法に従ったご利用をお願いします。

凡例

サイン

本文の内容に対応した見出しとしてサインを用いました。本書におけるサインの意味は次のとおりです。

サイン	本書における意味	サイン	本書における意味
	基本的な用語やフレーズ		保険証・診察券の扱いなどを含んだ応対
	受付業務に必要な会話		書類の記入依頼時の応対
	看護師が主体的にかかわる業務における会話		支払いに関わる応対
	クレームへの応対		案内（場所・診察時間の説明）
	迷子発見時の応対		次回受診日についての応対
	尿検査の説明		タクシー
	体温測定の説明		移送のシーンが含まれること
	診察室・処置室での診察準備時の応対		忘れ物の届出への応対
	薬にかかわる応対		コインランドリーの案内
	救急搬送時の応対		接遇
	入院前の説明		

Contents

目次

目次

付録目次

コラム目次

☀ Ns. 山田のワンポイント

✏ Miss 黒田のワンポイント

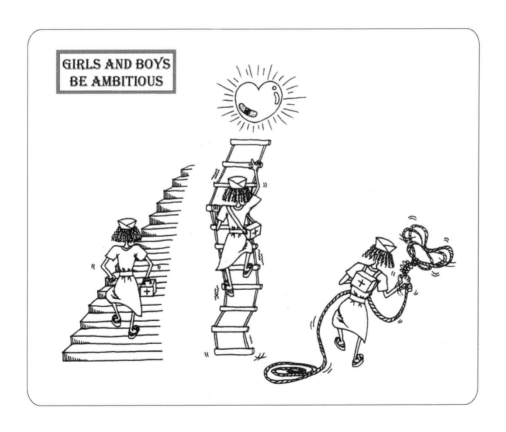

UNIT 1　Human body

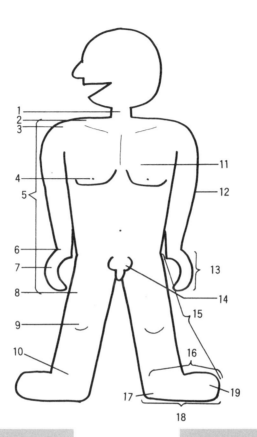

チャレンジ
一通り覚えたら
部位名を隠して
暗記したかどうか
チェックテスト

1. neck [nék]	首,頸
2. skin [skín]	皮膚
3. shoulder [ʃə́uldə]	肩
4. breast [brést]	乳房
5. arm [ɑ́:m]	腕
6. wrist [ríst]	手首
7. finger [fíŋə]	手の指
8. thigh [θɑ́ɪ]	大腿
9. knee [níː]	膝
10. ankle [ǽŋkl]	足首

11. chest [tʃést]	胸
12. elbow [élbou]	肘
13. hand [hǽnd]	手
14. genitalia [dʒènətéɪliə]	性器
♂ penis[píːnɪs]	陰茎
♀ vagina[vədʒáɪnə]	膣
15. leg [lég]	脚
16. foot [fút]	足
17. heel [híːl]	かかと
18. sole [sóul]	足の裏
19. toe [tóu]	足の指

1

身体各部の名称

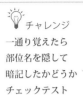

チャレンジ
一通り覚えたら
部位名を隠して
暗記したかどうか
チェックテスト

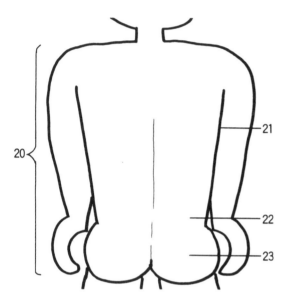

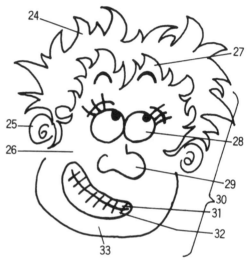

20. back [bǽk]	背部	
21. side [sάɪd]	側部	
22. hip [híp]	腰部～殿部	
23. buttock [bʌ́tək]	殿部	

24. hair [héə]	髪	
25. ear [íə]	耳	
26. cheek[tʃíːk]	頬	
27. forehead [fɔ́rɪd]	額	
28. eye [άɪ]	眼	
29. nose [nóuz]	鼻	
30. face [féɪs]	顔	
31. mouth[mάuθ]	口	
32. lip[líp]	口唇	
33. jaw[dʒɔ́ː]	顎	

チャレンジ
一通り覚えたら
部位名を隠して
暗記したかどうか
チェックテスト

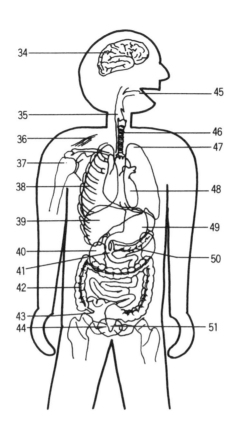

34. brain [bréɪn]　　　　脳

35. throat [θróut]　　　　咽喉

36. muscle [mʌsl]　　　　筋肉

37. bone [bóun]　　　　骨

38. rib [ríb]　　　　肋骨

39. liver [lívə]　　　　肝臓

40. kidney [kídni]　　　　腎臓

41. duodenum [d(j)ùːədíːnəm]　　十二指腸

42. colon [kóulən], intestine [ɪntéstɪn]　結腸, 大腸

　　　　the large intestine　　大腸

　　　　the small intestine　　小腸

43. appendix [əpéndɪks]　　虫垂

44. bladder [blǽdə]　　　　膀胱

45. oral cavity [ɔ́ːrəl / kǽvəti]　口腔

46. trachea [tréɪkiə]　　　　気管

47. lung [lʌ́ŋ]　　　　肺

48. heart [hɑ́ːt]　　　　心臓

49. stomach [stʌ́mək]　　　胃

50. pancreas [pǽŋkriəs]　　膵臓

51. rectum [réktəm]　　　　直腸

UNIT 2   What department would you like to go?

RECEPTIONIST 1: **What department would you like to go (to)?**

PATIENT 1: I have no idea. I feel dizzy.

RECEPTIONIST 2: Do you have a buzzing in your ears?

PATIENT 2: Not at all.

RECEPTIONIST 3: OK. **Go to the internal medicine department first,**

                   and talk to the doctor.

PATIENT 3: All right. Thanks.

RECEPTIONIST 4: No problem.

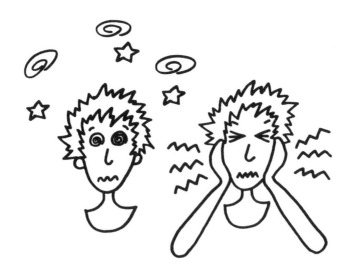

何科を受診なさいますか？　〜来院の目的を尋ねる〜

受付１：　**何科を受診されますか？**

患者１：　どこに行けばいいのでしょうか。めまいがするのです。

受付２：　耳鳴り（耳がぶんぶんいう）はしますか。

患者２：　いいえ、ありません。

受付３：　**それでは、まず内科（外来）を受診して医師に相談してください。**

患者３：　わかりました。ありがとう。

受付４：　どういたしまして。

部門
department
[dɪpáːtmənt]

受付
receptionist
[rɪsépʃ(ə)nɪst]

患者
patient
[péɪʃənt]

めまいがする
dizzy
[dízi]

耳鳴り
buzzing
[bʌ́zɪŋ]

内科
internal medicine
department
[intə́ːnl / médəsn /
dɪpáːtmənt]

UNIT 3 What's the matter?

SKIT 1   All of a sudden, my stomach started to hurt.

NURSE 1: What's the matter?

PATIENT 1: I have a stomachache.

NURSE 2: When did it start?

PATIENT 2: Well, I woke up at 7:00 and I had a cup of coffee as usual.

Then all of a sudden[*1], my stomach started to hurt.

NURSE 3: Is it severe?

PATIENT 3: Actually, yes.

NURSE 4: Did you take any painkillers?

PATIENT 4: No, nothing.

NURSE 5: OK. Go see[*2] Dr. Kuroda in the internal medicine department.

SKIT 2   What's "belly"?

NURSE 1: Is there anything wrong?

PATIENT 1: My belly hurts. I have a sharp pain in the pit of my stomach and ....

NURSE 2: I'm sorry. I don't understand.

Could you speak more slowly?

PATIENT 2: OK. My belly hurts.

NURSE 3: ???   What's "belly"?

PATIENT 3: Well, I have a stomachache.

NURSE 4: Oh, I see. Now I understand.

Please go to see Dr. Kuroda in the internal medicine department.

どうなさいましたか？　〜身体のどこに問題があるのか尋ねる〜

*1 all of a sudden
＝ suddenly
突然

*2 go see
＝ go to see /
　 go and see
文法的には正しくあり
ませんが、米国会話で
は多く用いられます。
ここでは「診察を受け
る」の意味になります。
＊英国では一般的な用法
ではありません。

スキット１　　突然、胃が痛くなった

看護師１：　どうなさいましたか？

患 者 １：　おなかが痛いのです。

看護師２：　いつからですか？

患 者 ２：　ええ、７時に起きて、いつものようにコーヒーを飲んだら、
　　　　　　突然痛みはじめたのです。

看護師３：　ひどく痛みますか？

患 者 ３：　ええ、とても痛みます。

看護師４：　何か薬は飲みましたか？

患 者 ４：　いいえ。

看護師５：　わかりました。
　　　　　　そうしましたら、内科の黒田先生の診察を受けてください。

スキット２　　「ベリー」とは何ですか？　―　わからない英単語がある場合

看護師１：　どうなさいましたか？

患 者 １：　おなかが痛いのです。鋭い痛みが胃の辺りにあって・・・・・

看護師２：　すみません。
　　　　　　もう少しゆっくり話していただけませんか。

患 者 ２：　ええ。お腹がいたいのです。

看護師３：　??? ベリーって何ですか？　（受付担当者、『ベリー』がわからない）

患 者 ３：　つまり、お腹が痛いのです。

看護師４：　あっ、今やっとわかりました。
　　　　　　そうしましたら、内科の黒田先生の診察を受けてください。

✐　Miss 黒田のワンポイント
　　　　　英語では、「胃痛」と「腹痛」を分けて考える習慣がない

　"stomachache"は、胃痛。下腹部の痛みには使わない、と考えるのは危険です！
英語では、「胃痛」と「腹痛」を分けて考える習慣がありません。"stomachache"は、下腹部痛を含む
すべての腹痛の意味があります。
あえて、「腹痛」を区別するならば "abdominal pain"か"bellyache"になりますが、「腹部」を指す
"abdomen","belly"よりも"stomach"の方が一般的です。

NURSE 1: **What's wrong?**

PATIENT 1: I have a terrible stomachache and I can't stand it anymore.

NURSE 2: ???

PATIENT 2: I have a terrible stomachache !

NURSE 3: Well........

Please, circle the problem.

(Showing a picture of a body[*3])*

PATIENT 3: OK.

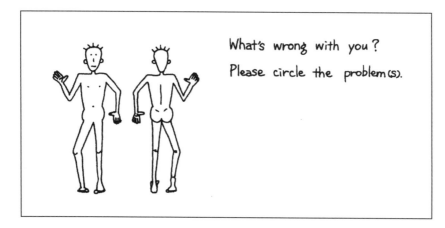

看護師1：　　どうなさいましたか。

患　者　1：　　ひどく胃が痛んで、これ以上耐えられません。

看護師2：　　？？？

患　者　2：　　胃がすごく痛いの！（少し声を荒らげる）

看護師3：　　・・・・・

　　　　　　　恐れ入りますが、具合の悪いところに○をつけていただけますか？

　　　　　　　（からだの絵が描かれている用紙を渡す）

患　者　3：　　はい。

☀ Ns.山田のワンポイント
記入しやすい問診票：人体のイラストで部位と症状を尋ねる

　患者様に限らず具合の悪い部分を正確に表現することは簡単ではありません。患者様にとって、左のページのようなイラストのある問診票は、記入しやすい印象があることが調査の結果わかりました*。

　身体の左右、手のひら・甲、足の裏など細かな部分まで表せる絵は、特定の部分を専門とする科（整形外科や皮膚科）ではとくに便利です。

　　*2007～09年「『わかりやすい説明』を測定し、活用する」山田・塚本

---

*3 あらかじめ人体図を用意して、○をつけるといった直感的に患者様に記入していただく方法があります。
次の場合は特に便利です。
・患者様の英語が速すぎる、難しすぎるとき
・苦痛が大きく何度も聞き返せないとき
・部位の名称を書けないとき

■■■■■■■■■■

胃痛
stomachache
[stʌ́məkeɪk]

鎮痛剤
painkiller
[péɪnkilə]

腹, 腹部
belly
[béli]

ひどい
terrible
[térəbl]

円をえがく
circle
[sə́:kl]

問題
problem
[prɑ́bləm]

UNIT 4 What symptoms do you have?

SKIT 1   Asking symptoms

NURSE 1: Hello. **May I help you?**

PATIENT 1: Yes, please. I think I have the flu.

NURSE 2: **What symptoms do you have?**

PATIENT 2: Well, I feel very tired and I have a headache, a muscle pain.

NURSE 3: **Do you have a fever?**

PATIENT 3: Very high. It's 38.5℃ *(degrees centigrade)*.

NURSE 4: **Do you have an appetite?**

PATIENT 4: Not really.

NURSE 5: All right.

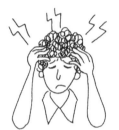

SKIT 2   Calculating temperature

NURSE 1: Hello. May I help you?

PATIENT 1: Yes, please. I think I have the flu.

NURSE 2: **What are your symptoms?**

PATIENT 2: Well, I have a headache, a sore throat and a runny nose.

NURSE 3: Do you have a fever?

PATIENT 3: Very high. It's 101.

NURSE 4: 101 ???   Oh, you mean "Fahrenheit"?

PATIENT 4: Right. I don't know how many degrees centigrade that is.

NURSE 5: Oh, OK. I'll check it. *(Calculating)*

Let's see .....it's about 38.3℃. Hum.....that's high.

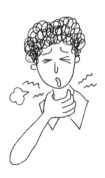

10

どのような症状ですか？

スキット1	症状を尋ねる

看護師1： こんにちは。どうなさいましたか？

患者1： ええ。インフルエンザかと思います。

看護師2： **どのような症状ですか？**

患者2： 身体がとてもだるくて、頭痛と筋肉痛があります。

看護師3： **熱はありますか？**

患者3： はい。38度5分でした。

看護師4： **食欲はありますか？**

患者4： あまりありません。

看護師5： わかりました。

スキット2	体温を計算する

看護師1： こんにちは。どうなさいましたか？

患者1： ええ。インフルエンザかと思います。

看護師2： **どのような症状ですか？**

患者2： 頭痛と、のどの痛みがあって、鼻水もでます。

看護師3： 熱はありますか？

患者3： はい。101度でした。

看護師4： 101度？？？　ああ、華氏ですね。

患者4： そうなのですが、摂氏だと何度かわかりません。

看護師5： 結構ですよ。ただ今、お調べいたします。（計算する）

　　　　　 ええと、だいたい38度3分ですね。んー、高いですね。

☀ Ns.山田のワンポイント

摂氏と華氏の読み方と換算

読み方	℃ → degree(s) centigrade
	℉ → degree(s) Fahrenheit

計算式	摂氏から華氏	℉=(℃×1.8)+32
	華氏から摂氏	$℃=\frac{5}{9}(℉-32)$

インフルエンザ
the flu [ðə / flúː]
influenza
[ìnfluːénzə]

症状
symptom
[sím(p)təm]

頭痛
headache
[hédèɪk]

熱、発熱
fever
[fíːvə]

摂氏
centigrade
[séntəgrèɪd]

咽頭痛
sore throat
[sɔ́ː / θróut]

鼻水
runny nose
[rʌ́ni / nóuz]

華氏
Fahrenheit
[fǽrənhàɪt]

食欲
appetite
[ǽpətàɪt]

計算
calculate
[kǽlkjulèɪt]

UNIT 5   How long have you had it?

SKIT 1   I have a terrible cough.

NURSE 1: Good morning. How are you?

PATIENT 1: Good morning. I have a terrible cough.

NURSE 2: **How long have you had it?**

PATIENT 2: For a few days[*4].

NURSE 3: **Do you sleep well?[*5]**

PATIENT 3: No, I don't. I can't sleep.

NURSE 4: Oh, I see. And do you have a fever?

PATIENT 4: I don't think so.

NURSE 5: OK. **Please sit there and wait until your name is called.**

PATIENT 5: Sure.

SKIT 2   When my stomach is empty, it always hurts.

NURSE 1: Good morning, Mr. Picasso. What can I do for you?

PATIENT 1: I have a pain in my stomach.

NURSE 2: **How long have you been sick?**

PATIENT 2: Since last week[*6].

NURSE 3: **Does it hurt all the time?**

PATIENT 3: When my stomach is empty, it always hurts.

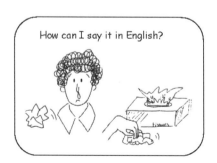

How can I say it in English?

いつからその症状はありますか？

スキット1	咳（せき）がひどい

看護師1： おはようございます。どうなさいましたか？

患 者1： おはようございます。咳がひどいのです。

看護師2： **いつからですか？**

患 者2： 2～3日前からです。

看護師3： **眠れますか？**

患 者3： いいえ。眠れないのです。

看護師4： そうですか。熱はありますか？

患 者4： ないと思います。

看護師5： わかりました。

　　　　　それでは、お名前をお呼びいたしますので、掛けてお待ちください。

患 者5： はい。

スキット2	空腹時にいつも痛む

看護師1： おはようございます、ピカソ様。どうなさいましたか？

患 者1： 胃が痛いのです。

看護師2： **いつからですか？**

患 者2： 先週からです。

看護師3： **いつも痛みますか？**

患 者3： 空腹時にいつも痛みます。

*4 *6 How long have you had it? の返答（前置詞の使い分け）
"for"「～の間」は、具体的な数字（期間）の前に用います。
"since"「～以来、～から」は、過去のある一点（時期）を表すことばの前に用います。

*5 睡眠は患者様にとってデリケートな問題であることがよくあります。本文では、1日でも眠れない日があったか尋ねており、細心の注意を払っています。継続的に眠れないのか尋ねるときは、"Have you been sleeping well?"です。

∎∎∎∎∎∎∎∎∎

咳
cough
[kɔ́ːf]

胃
stomach
[stʌ́mək]

痛む、痛める
hurt
[hə́ːt]

NURSE 1: **Are you allergic to anything?**[*7]

PATIENT 1: What do you mean?

NURSE 2: **For example food or medicine.**

PATIENT 2: Yes, I am. When I take aspirin, I get a rash all over my body.

NURSE 3: I see. And, **are you taking any medicine now?**

PATIENT 3: Yes. Here it is.

NURSE 4: **What do you use this medicine for?**

PATIENT 4: For asthma.

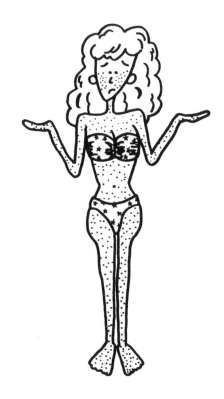

アレルギーはありますか？

看護師 1 ：　**アレルギーは、ありますか？**

患　者 1 ：　どのような意味ですか？

看護師 2 ：　**例えば食べ物や、薬で。**

患　者 2 ：　ああ。アスピリンを飲むと、体中にじんましんがでます。

看護師 3 ：　そうですか。**今、何か薬を飲んでいますか？**

患　者 3 ：　はい。これを飲んでいます。

看護師 4 ：　**これは何の薬ですか？**

患　者 4 ：　喘息（ぜんそく）の薬です。

☀ Ns.山田のワンポイント
薬剤アレルギーは、申告されないことがある
― 薬の名前が思い出せないという理由 ―

　アレルギー反応には、ちょっと皮膚が赤くなるだけのものから、死に至る"ショック症状"を引き起こすものまであります。例えば、薬に対するアレルギー反応の場合、初回の投与ですぐにアレルギー反応が現れるものもあれば、回数を重ねて薬が体内に蓄積して初めて反応が現れるものがあります。

　一番背筋がゾッとするのは、アナフィラキシーショックでしょう。
　私の身近でも「鎮痛解熱剤の○○○○○をのんだら呼吸が止まった。人工呼吸をしばらく続けて助かった」ということは、たまに起こっています。ちなみに前述のショック（即時型アレルギー反応）は、5分から90分以内に発症することが多いといわれています。

　"Are you allergic to anything?"（アレルギーはありますか？）は、患者様の命を守るため、つまり医療安全のためにとても大切な質問で問診票に必ずある項目です。
　しかし、私たちの調査*によると、「アレルギー症状が出たことがあったけど、そのとき飲んだ薬の名前が思い出せないから『なし』と答えておこう…。」と、いうように、よくわからないことは『なし』と答える傾向が確認されました。
　病院のスタッフの皆様は、「なし」と回答した患者様にも、もう一度直接確認する、例え詳細不明でも手がかりを残す記録をする習慣を身に付けるようにしてください。それはきっと転ばぬ先の杖になることでしょう。
　　　*2007～09年「『わかりやすい説明』を測定し、活用する」山田・塚本

---

*7 "Are you allergic to anything?"という質問は、「頓服（症状があって一時的に用いる薬）」と「継続的に用いる薬」の両方を一度に尋ねることが可能です。

■■■■■■■■■

アレルギー
allergy
[ǽlədʒi]

アスピリン
aspirin
[ǽsp(ə)rɪn]

発疹
rash
[rǽʃ]
eruption
[ɪrʌ́pʃən]

喘息
asthma
[ǽzmə]

15

UNIT 7 Have you had any serious illnesses / injuries?

SKIT 1   Illnesses

NURSE 1: **Have you had any serious illnesses?**

PATIENT 1: Yes, I had appendicitis when I was fifteen.

NURSE 2: **Have you ever had any blood or heart problems?**

PATIENT 2: Never. But I was told at my last checkup that my blood pressure was high.

NURSE 3: **Has anyone in your family had any serious illnesses?**

PATIENT 3: Yes. My father had hepatitis and hepatoma[*8], my grandmother had a cerebral

infarction, and my son has atopic dermatitis.

SKIT 2   Injuries

NURSE 1: **Have you had any serious injuries?**

PATIENT 1: Yes. I had boiling water spilled on my left knee

and it was scalded (burned)[*9] seriously when I was forty-six.

NURSE 2: Do you have any loss of function from it?

PATIENT 2: I can't use a Japanese toilet.

NURSE 3: I see. And, do you have any pain?

PATIENT 3: If I try to move it, it hurts.

[*8] " hepatoma" とは、
"liver cancer"肝臓癌の
ことです。
"hepat-"は、「肝臓の」
を表す接頭語。
肝炎
hepatitis [hèpətáɪts]

[*9] やけど
（熱傷か火傷か）
scald → 熱傷、湯気に
よる
burn → 焼き焦がす、
火、薬品、電
気などの熱
によるもの

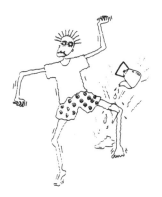

今までに大きな病気・けがをされましたか？

看護師1：　**今までに、何か大きな病気をされましたか？**

患者1：　はい。１５歳のとき虫垂炎になりました。

看護師2：　**今までに血液や心臓が悪いと言われたこともありませんか？**

患者2：　特にはありません。

　　　　　でも、健康診断のときに、血圧が高いと言われました。

看護師3：　**ご家族の中で大きな病気をされた方はいらっしゃいますか？**

患者3：　はい。父は肝炎と肝癌（かんがん）で、祖母は脳卒中でした。

　　　　　それから、息子はアトピー性皮膚炎です。

看護師1：　**今までに、何か大きなけがをしたことがありますか？**

患者1：　はい。

　　　　　４６歳のとき、熱湯を左ひざに浴びて、大やけどをしました。

看護師2：　**それ以後、身体が動かしにくくなったことはありませんか？**

患者2：　しゃがむことができません。（和式トイレが使えません。）

看護師3：　**そうですか。痛んだりしますか？**

患者3：　無理に動かそうとすると痛みます。

☀ Ns.山田のワンポイント
患者様の目に見えるように話すとわかりやすい

　患者様から既往症（過去にかかった病気やけが）を尋ねることは、容易なことではありません。まず、話を時系列に並べかえる難しさがあります。しかも、限られた時間の中で「面倒くさいからこれでいいか」「あのことも、このことも伝えなくっちゃ」という患者様の気持ちにも配慮しなくてはなりません。

　さらに難しいのは、人によって「病気」の定義が微妙に異なることでしょう。病気だと認めたくない気持ち、病気についての情報量は、病気であるという認識に影響します。

　私の経験ですが、病気の認識がないことを「理解力がない」と誤解して、随分と失礼なことをしてしまったこともありました。多少経験のある現在は、健康自慢の方は、症状を尋ねながら病気が潜んでいる可能性に注意して聞く。病気のデパートのような方は、危険な問題となる病気や症状は何なのか、お伺いするようにしています。

　例えば「健康診断のとき、例えばおしっこに糖が混じっているとか、血圧が高いと言われたことはありませんか？」というように患者様の目に見えるようにお話しします。そうすると患者様は情景を見ているように、「そういえば、あの時血圧が高かった。今薬を飲んでいる」などと、具体的に話していただけることがよくあります。

病気
illness
[ílnəs]

虫垂炎
appendicitis
[əpèndəsáitis]

健康診断
checkup
[tʃékʌp]

血圧
blood pressure
[blʌd / préʃə]

脳梗塞
cerebral infarction
[səríːbrəl /
infάːrkʃən]
一般的には、"CVA"
が用いられます。
CVA =<u>c</u>erebral
<u>v</u>ascular <u>a</u>ccident

アトピー性皮膚炎
atopic dermatitis
[eitápɪk
/dəːmətáitis]

けが
injury
[índʒ(ə)ri]

やけど
scald [skɔ́ːld]
burn [bə́ːn]

機能障害
loss of function
[lɔ́ːs / (ə)v / fʌ́ŋʃən]

SKIT 1	In case of National Health Insurance

RECEPTIONIST 1: **What kind of health insurance do you have?**

PATIENT 1: I don't know.

RECEPTIONIST 2: **Do you have any health insurance?**

PATIENT 2: Yes.

RECEPTIONIST 3: **May I see your health insurance card?**

PATIENT 3: Sure. Here you go.

RECEPTIONIST 4: Oh, you have National Health Insurance.

We say *"Kokuho"*.

PATIENT 4: National Health Insurance. It is called *"Kokuho"*, right?

RECEPTIONIST 5: That's right.

SKIT 2	In case of traveler's Insurance

RECEPTIONIST 1: **What kind of health insurance do you have?**

PATIENT 1: I have traveler's insurance. Here it is.

RECEPTIONIST 2: **In this case, you need to pay us 100% of the treatment fee, first.**

PATIENT 2: 100%?

RECEPTIONIST 3: Yes. But then you make a claim at the insurance company, and they'll pay you back.

PATIENT 3: OK. **Could you give me the doctor's report?**

RECEPTIONIST 4: Sure.

健康保険の種類は何ですか？

スキット1　国民健康保険の場合

受付1：　**保険の種類は何ですか？**

患者1：　わかりません。

受付2：　**保険証はお持ちですか？**

患者2：　はい。

受付3：　**保険証を見せていただけますか？**

患者3：　ええ。はい、これです。

受付4：　ああ。国民健康保険ですね。

　　　　私たちは、『国保』と呼んでいます。

患者4：　国民健康保険。『国保』と呼ばれているのですね。

受付5：　そうです。

スキット2　旅行保険の場合

受付1：　**保険の種類は何ですか？**

患者1：　旅行保険です。はい、これです。

受付2：　**この場合、まずあなたが治療費を全額立て替えていただくことに**
　　　　なります。

患者2：　全額ですか？

受付3：　はい。しかし、保険会社に請求すれば、保険会社より払い戻しが
　　　　あります。

患者3：　わかりました。それでは、**診断書をいただけますか？**

受付4：　かしこまりました。

健康保険
health insurance
[hélθ / inʃúrəns]

旅行保険
traveler's insurance
[trǽv(ə)lərz / inʃúrəns]

国民健康保険
National　Health
Insurance
[nǽʃ(ə)nəl / hélθ /
inʃúrəns]

[被用者保険は？]
（いわゆる社会保険）
employee's　health
insurance

治療費
treatment fee
[trí:tmənt / fí:]

請求
claim
[kléɪm]

保険会社
insurance company
[inʃúrəns / kʌ́mpəni]

UNIT 9 — Instructions (Urine test)

SKIT 1   Filling this cup to about 1/3 and put it on the counter.

NURSE 1: This is your first consultation, so you need to take a urine test.

PATIENT 1: Why? I'm sure it's just a cold.

NURSE 2: Just cold..... .

There are many diseases which seem to be a cold.

We mustn't[*10] miss any signs of a serious disease.

PATIENT 2: OK.

NURSE 3: Now, throw away the first part of urine and then put some in this cup.

One third will be enough. Go this way and turn left at the first corner.

There is a bathroom on your right.

Put the urine on the counter in there.

PATIENT 3: Fill this cup to about 1/3[*11] and put it on the counter, right?

NURSE 4: That's right.

SKIT 2   Pulling a red line for urine collection cup.

NURSE 1: You need a urine test.

PATIENT 1: OK.

NURSE 2: Please go to the bathroom.

Then put some urine in the cup up to this red line.

(Drawing the red line on the cup)

PATIENT 2: All right.

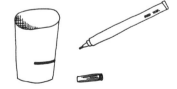

20

尿検査の説明

スキット1　採尿カップに3分の1、尿を採る

看護師1：　**初めての診察になりますので、尿検査をお願いします。**

患者1：　どうしてですか？　ただのかぜなのですが。

看護師2：　ただのかぜ.....。
　　　　　かぜのような症状から始まる病気は、たくさんあるのですよ。
　　　　　重い病気を見落としてはいけませんからね。

患者2：　わかりました。

看護師3：　**それでは、出はじめの尿は捨てて、中間の尿を採ってください。**
　　　　　3分の1くらいで十分です。
　　　　　ここをまっすぐ行って、はじめの角を左に曲がると右手に
　　　　　トイレがあります。
　　　　　尿は、トイレの中にあるカウンターに出してください。

患者3：　このコップに尿を3分の1採って、カウンターに出すのですね。

看護師3：　そのとおりです。

スキット2　採尿カップに赤線を引く

看護師1：　**尿検査をお願いします。**

患者1：　わかりました。

看護師2：　それでは、トイレに行って、**この赤い線のところまで尿を**
　　　　　採ってきてください。
　　　　　（コップに赤線を引いて見せる）

患者2：　わかりました。

---

*10 "mustn't = must not"は、「〜してはいけない」となり、強い禁止を表します。
"not have to〜"は、「〜しなくてもよい」となります。
"must not (mustn't)" ≠ not have to"であり、意味が異なります。

*11　3分の1
$\frac{1}{3}$ = one third

■■■■■■■■■■■■■

診察
consultation
[kà(ə)nsəltéɪʃən]

尿検査
urine test
[jú(ə)rɪn / tést]

病気
disease
[dɪzíːz]

トイレ
bathroom
[bǽθrùːm]

21

UNIT 10 Instructions (Clinical thermometer)

NURSE 1: Hello. Can I help you?

PATIENT 1: Yes. It seems I have a cold.

NURSE 2: Do you have a fever?

PATIENT 2: I don't know.

NURSE 3: **Please take your temperature now with this thermometer.**

PATIENT 3: How do I use this?

NURSE 4: **First, put it**[*12] **under your arm**[*13]**.**

Then wait for a few minutes until you hear an electronic sound.

After that, bring it here.

PATIENT 4: All right. I've got it[*14].

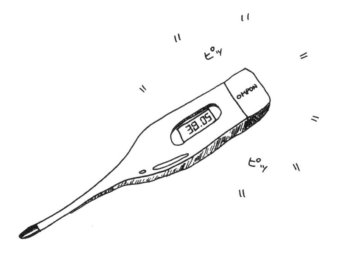

看護師1： こんにちは。どうなさいましたか？

患者1： どうも風邪をひいたみたいなのですが。

看護師2： お熱はありますか？

患者2： さあ、わかりません。

看護師3： では、この体温計でお熱を測ってください。

患者3： これ、どのように使うのですか？

看護師4： まず先を脇に挟んで、電子音が鳴るまで数分待ってください。
そして音が鳴ったら、こちらへ体温計をお持ちください。

患者4： はい、わかりました。

*12 患者様が勘違いしているときなど、特に「体温計の先を」と、説明するときは、"it" の替わりに"the tip of the thermometer"を用いてください。

*13 測定箇所である「脇のくぼみ」が "under your arm" で患者様に伝わらないときは、"in your arm pit" を用います。

*14 口語では、"I got it." と"have" を省略することがよくあります。

■■■■■■■■■

風邪
cold
[kó(ə)uld]

熱、発熱
fever
[fíːvə]

体温
temperature
[témp(ə)rətʃùə]

体温計
thermometer
[θəmɑ́(ɔ́)mətə]

電子音
an electronic sound
[ɪlèktrɑ́(ɔ́)nɪk / sáund]

☀ Ns.山田のワンポイント

体温計の使い方を尋ねられた理由は？

　この患者様は、なぜ"How do I use this?" と看護師に尋ねたのでしょうか？

　日本とアメリカでは、体温測定方法による習慣の違いがあるからです。アメリカで一般的な体温測定方法は、口腔検温です。私の体験では、体温計と感染防止用のカバーを一緒に渡されました。

　もし、あなたが「この体温計を口に入れるのですか？」と尋ねられる、あるいは、不思議そうに、あるいは納得がいかないような表情している方を見かけたら、体温計の使い方について丁寧に説明してあげてください。その一言で患者様に安心していただけることでしょう。

【予備知識】
　一口に体温と言っても測定部位によって温度差があります。一般的に温度差は、腋窩温＜口腔温（≒＋0.6℃）＜直腸温（≒＋0.4℃）です。体温測定結果は、測定部位の違いを踏まえて解釈する必要があります。

UNIT 11 Directions (Station to the hospital)

SKIT 1	At a train station

RECEPTIONIST 1: Hello. This is IPC Hospital. May I help you?

PATIENT 1: Yes. I'm looking for your hospital and I can't find it.

RECEPTIONIST 2: **Where are you now?**

PATIENT 2: At Arist station.

RECEPTIONIST 3: OK. Go out of the North Exit.

You'll see the supermarket in front of the exit.

Go straight (2 blocks) and turn right at the drugstore.

Go 2 more blocks and[15] **you'll see our hospital on your right,**

next to the post office.

PATIENT 3: **How long does it take from here?**

RECEPTIONIST 4: About 5 minutes.

PATIENT 4: OK. Thank you.

RECEPTIONIST 5: You are welcome.[16]

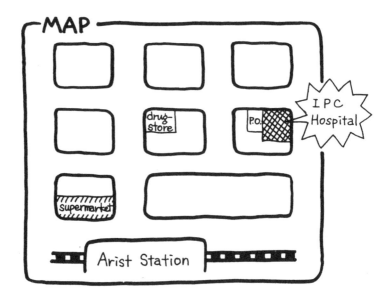

道案内（駅から病院まで）

スキット1	駅の場合

受付1： はい、ＩＰＣ病院です。

患者1： そちらの病院に行きたいのですが、場所がよくわらないのです。

受付2： **今、どちらにいらっしゃいますか？**

患者2： アリスト駅です。

受付3： わかりました。

まず、北出口を出ると、正面にスーパーマーケットがあります。

まっすぐ（２ブロック）行って、ドラッグストアを右折してください。

２ブロック行くと、右手にあります。

郵便局の隣です。

患者3： ここからどのくらいかかりますか？

受付4： ５分位ですよ。

患者4： わかりました。ありがとう。

受付5： どういたしまして。

*15 "命令文+ and"の "and" は、「そうすれば」の意味になります。ちなみに、"命令文+ or" の "or" は、「さもないと」を意味します。

*16 道案内を終えるとき、「お気をつけて」と一言、相手を気遣いたいときがあります。その場合、"We'll see you soon." が無難です。
"Take care." は、これからしばらく会わない人に対する別れの挨拶なので、すぐに会う人に対しては使いません。

■■■■■■■■■■

直進する
go straight
[gó(ə)u / stréɪt]

右折する
turn right
[tə́:n / rɑ́ɪt]

ドラッグストア
（薬も扱う日用品店）
drugstore
[drʌ́gstɔ̀:]

RECEPTIONIST 1: Hello. This is Guggenheim Hospital. How can I help you?

PATIENT 1: I'd like to come to your hospital but I'm lost.

RECEPTIONIST 2: **Where are you calling from?**

PATIENT 2: Well, I'm at Moma station, exit 3.

RECEPTIONIST 3: OK. Cross the road and go to exit 2.

There is National Bank on the corner.

PATIENT 3: Wait, wait, wait. I'll write it down.

(Taking out a notebook and a pen)

OK. I'm ready.

RECEPTIONIST 4: Go to exit 2 and turn right at National Bank.

Go straight 2 blocks and turn left at the first traffic light.

It's on your left across from the Whitney Hotel.

You can't miss it.

PATIENT 4: Let me check. **Go to exit 2 and turn right, 2 blocks and then left?**

RECEPTIONIST 5: That's right.

PATIENT 5: Thank you very much.

RECEPTIONIST 6: You're welcome.

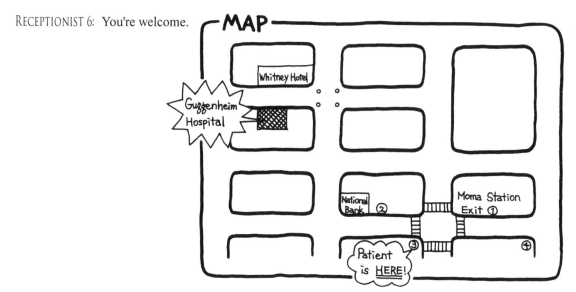

受付 1 ：　はい。グッゲンハイム病院です。

患者 1 ：　そちらの病院に伺いたいのですが、道に迷ってしまったのです。

受付 2 ：　**今、どちらから電話をかけていらっしゃいますか？**

患者 2 ：　ええっと、モマ駅の 3 番出口です。

受付 3 ：　それでは、道路を渡って 2 番出口へ行ってください。

　　　　　角にナショナル銀行があります。

患者 3 ：　あ、ちょっと待ってください。メモしますから。

　　　　　（メモとペンを用意）

　　　　　はい、お願いします。

受付 4 ：　2 番出口に行って、ナショナル銀行を右折してください。

　　　　　まっすぐ 2 ブロック進んで、最初の信号を左折すると左手にあり

　　　　　ます。

　　　　　ホイットニー・ホテルのむかい側です。

　　　　　すぐにおわかりになりますよ。

患者 4 ：　確認します。

　　　　　2 番出口を出て、ナショナル銀行を右折、2 ブロック行って左折

　　　　　ですね。

受付 5 ：　左様でございます。

患者 5 ：　ありがとうございました。

受付 6 ：　どういたしまして。

交通信号
traffic light
[trǽfik / lɔ́it]
～の向かいに
across from
[əkrɔ́ːs / frəm]

✎　Miss 黒田のワンポイント
「道案内」の力をレベルアップさせるには？

　私たちは、道案内をすることも、されることもよくあるものです。この道案内や誘導（Unit12）は、練習することで着実に上達します。

　例えば、この本の地図を使った練習なら、案内開始地点を行きと帰りで逆にする、あるいは、地図中の別の目標への案内をする、といった方法があります。

　さらに…という方は、この本の P80〜82 にお進みください。案内に役立つ建物の位置関係、進行方向の指示などをまとめています。文例を参考にして、あなたの職場や学校から最寄り駅・バス停までの案内を作ってみると、実際に役に立つことでしょう。

UNIT 12 Directions (In the hospital)

SKIT 1	You need to have an X-ray.

NURSE 1: **You need to have an X-ray examination.**

PATIENT 1: Where is the X-ray department?

NURSE 2: **It's on the third floor.**

     When you get off the elevator, turn left.

     The X-ray room is at the end of the hall[*17.]

PATIENT 2: All right.

NURSE 3: **Hand this sheet to the staff there.**

PATIENT 3: Do I have to take off my clothes?

NURSE 4: I'm sorry, I have no idea. Go to the X-ray room and they will tell you what to do.

PATIENT 4: OK. Thank you.

NURSE 5: You are welcome.

SKIT 2	I'll draw a map for you.

PATIENT 1: Excuse me. Where is the X-ray room?

NURSE 1: It's on the third floor. **I'll draw a map for you.**

     (Drawing a map)

     This is the elevator. You go to the left and this is the X-ray room.

     (Pointing to the place)

PATIENT 2: Oh, That's easy !

     Thank you.

NURSE 2: Not at all.

病院内の案内

*17 hall [hɔ́ːl]
"hall"は 、踊り場や玄
関ホールという意味以
外に、米語で「屋内の
廊下」「通路」の意味が
あります。

■■■■■■■■■■■

エックス線検査
X-ray examination
[éksrèɪ / ɪgzǽmənéɪʃən]

部門
department
[dɪpáːtmənt]

スキット1　エックス線検査を受けてきてください

看護師1：　それでは、エックス線検査を受けてきてください。

患 者 1 ：　エックス線検査室（レントゲン室）はどこですか？

看護師2：　3階になります。

　　　　　　エレベーターを降りて、左に行ってください。

　　　　　　エックス線検査室は、廊下の突き当たりにあります。

患 者 2 ：　わかりました。

看護師3：　そこで、このシートをスタッフに渡してください。

患 者 3 ：　服を脱がなくてはいけませんか？

看護師4：　えー、私にはわかりかねますので、まずエックス線検査室に、

　　　　　　行ってスタッフの指示に従ってください。

患 者 4 ：　わかりました。ありがとう。

患 者 3 ：　どういたしまして。

スキット2　案内図を描きますね

患 者 1 ：　エックス線検査室はどこですか？

看護師1：　3階になります。

　　　　　　案内図を描きますね。

　　　　　　（案内図を描きながら）これがエレベーターです。

　　　　　　降りたら左に行ってください、これがエックス線検査室です。

　　　　　　（案内図を指さして）

患 者 2 ：　ああ、簡単ですね。ありがとう。

看護師2：　どういたしまして。

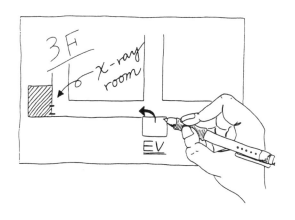

PATIENT 1: Excuse me. Where is the X-ray room?

NURSE 1: X-ray room.........^{*18}

       I'll take you there.

       Follow me, please.

PATIENT 2: Oh, how nice of you !   Thank you very much.

NURSE 2: **It's my pleasure.**

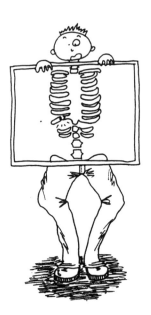

患者　1　：　エックス線検査室はどこですか？

看護師1　：　エックス線検査室……。

　　　　　　　（看護師は英語で説明できないが、何とかしよう、と思う）

　　　　　　　私がご案内します。

　　　　　　　どうぞ私の後に続いてお進みください。

患者　2　：　まあ、ご親切に。ありがとう。

看護師2　：　どういたしまして。

*18 説明の言葉に詰まったら....

相手の行きたいところはわかったけど、説明の言葉が続かない。

でも、医療者としては、なんとか力になってあげたい。

スキット3では「じゃあ、直接、お連れしたらいいじゃない」というように発想をチェンジしました。

では、自分で案内できないときはどうするか？

具体的な誰かをわかるようにして指して、"She (he) will take you there." 「彼女が・彼が（名前が言えればベストです）あなたをご案内します。」とすればよいでしょう。

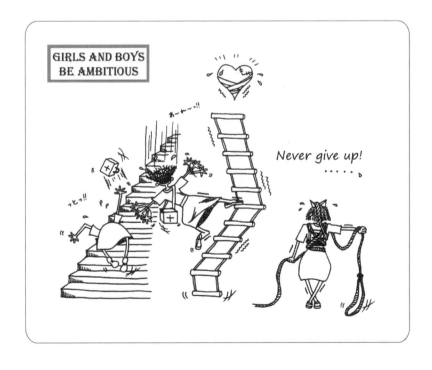

31

UNIT 13 Filling out a form

RECEPTIONIST 1: Hello. May I help you?

PATIENT 1: Yes. I've had a terrible headache since this morning.

RECEPTIONIST 2: OK. **Is this your first visit to our hospital?**

PATIENT 2: Yes, it is.

RECEPTIONIST 3: All right. **Fill out this form, please.**

PATIENT 3: Sure. All of these?

RECEPTIONIST 4: Yes, please.

SKIT 2   An incomplete form

RECEPTIONIST 1: Excuse me, Mr. Smith. **Please fill in all of the blanks.**

PATIENT 1: Oh, sorry.... Oh, wait a minute.

I don't live in Japan.

I'm just staying here for a week on business.

RECEPTIONIST 2: Oh, I see. Write down your home address, then.

PATIENT 2: OK.

RECEPTIONIST 3: **And write down where**[*19] **you're staying now, too.**

PATIENT 3: Sure. Where do I write it down?

RECEPTIONIST 4: Right here, in the blank.

(Pointing to the place)

書類の記入を依頼する

スキット１ 書類の記入を依頼する

受付１： こんにちは。どうなさいましたか？

患者１： 今朝からひどい頭痛なのです。

受付２： そうですか。**こちらの病院は初めてですか？**

患者２： はい、そうです。

受付３： わかりました。**では、この用紙をご記入ください。**

患者３： はい。すべてですか？

受付４： はい、お願いします。

スキット２ 記入漏れがある場合

受付１： 恐れ入りますが、スミス様。**全部ご記入いただけますか？**

患者１： すみません....。あっ、ちょっと待ってください。

私は日本に住んでいないのですよ。

仕事で１週間来ているだけなのです。

受付２： そうですか。それでは、ご自宅の住所をご記入いただけますか？

患者２： わかりました。

受付３： **それから、今、滞在しているところもご記入ください。**

患者３： はい。どこに書けばいいですか？

受付４： この辺りの空欄にお願いします。

（場所を指さす）

REGISTRATION

	(Family Name)	(First Name)	(Middle Name)	ID NO.	
NAME				NATIONALITY	
BIRTHDAY	(Year) 19 ・	(Month)	(Day) ・	SEX	M ・ F
ADDRESS				TEL. NO.	( ) ー

Q1. Is this your first visit ? (YES ・ NO)
Q2. Do you have Japanese Health Insurance ? (YES ・ NO)
Q3. What department would you like to go to ? (Please check)

□ ・・・・・ □ ・・・・・ □ ・・・・・ □ ・・・・・
□ ・・・・・ □ ・・・・・ □ ・・・・・ □ ・・・・・
□ ・・・・・ □ ・・・・・ □ ・・・・・ □ ・・・・・

健保・自費（ ）
交通事故（ ）
労 災（ ）

For Office Use Only _____

---

*19「連絡先」を記入して
もらいたいときは？
where....以下に替えて
"your contact address"
を使います。

・「ホテル名」を記入して
もらいたいときは？
"Write down your hotel,
please."
「ホテルの名前をご記入
ください。」と言えばいい
でしょう。

・本人以外の緊急連絡先
を確認したいときは？
"Whom may I contact in
case of (an)
emergency?"
「緊急の場合はどなたに
連絡を取ればいいです
か？」と、お尋ねします。

■■■■■■■■■■■

ひどい、つらい
terrible
[térəbl]

書類
form
[fɔ́ːm]

空欄
blank
[blǽŋk]

UNIT 14 Medication

SKIT 1   In Case of internal medicine

PHARMACIST 1:   Ms. Matisse, Ms. Matisse.

PATIENT 1:   Yes.

PHARMACIST 2:   **Sorry to have kept you waiting. Here is your medicine.**

This is an antibiotic called *Kefral*®*21.

Take one capsule three times a day, after each meal.

And this is your stomach medicine called *Ulcerlmin*®*22.

Take one tablet three times a day, after each meal, too. OK?

PATIENT 2:   Why stomach medicine?

PHARMACIST 3:   Because antibiotics might give you a little stomach trouble.

PATIENT 3:   I see.

PHARMACIST 4:   So, **I am giving you a prescription for seven days.**

Do you have any questions?

PATIENT 4:   No, nothing. Thank you.

PHARMACIST 5:   You are welcome. Take care of yourself.

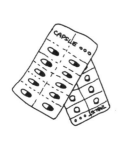

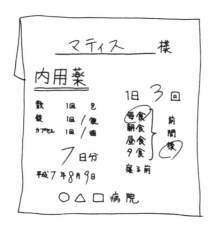

pharmacist とは、薬剤師
（米語）のことです。
＝chemist（英語）

医薬分業が進み、患者様
への薬剤情報の提供は主
に薬剤師が行います。
看護師は、問診時などの
場面で、患者様の服薬状
況を尋ねることがありま
す。薬の用法、用量、副
作用を確認できるように
しておくとよいでしょ
う。

スキット1　　内服薬の場合

薬剤師1：　マティス様、マティス様。

患 者 1：　はい。

薬剤師2：　**お待たせしました。これがあなたの薬です。**

　　　　　　こちらが「ケフラール®」と呼ばれている抗生物質です。

　　　　　　1回1カプセル、1日3回、食後にお飲みください。

　　　　　　そして、こちらが「アルサルミン®」と呼ばれている胃薬です。

　　　　　　これも1回1錠、1日3回、食後にお飲みください。

患 者 2：　どうして胃薬なのですか？

薬剤師3：　抗生物質の影響によって胃が荒れてしまうことがあるからです。

患 者 3：　わかりました。

薬剤師4：　それでは、**7日分のお薬をお渡しします。**

　　　　　　ご質問はありませんか？

患 者 4：　いいえ、ありがとう。

薬剤師5：　どういたしまして。お大事にしてください。

☀ Ns.山田のワンポイント

「ご質問はありませんか？」は服薬行動にも影響する重要な一言
　─「服薬コンプライアンス」から「服薬アドヒアランス」へ　─

　これまで医療現場では正確な服薬を行うことを意味する用語として、服薬コンプライアンス(compliance)という用語が使われてきました。この用語は「患者様が医療提供者の決定に従って服薬する」ということで、必然的に「服薬をする患者様は、命令や要求に従順に従う」といった意味が含まれてきます。

　もちろん非専門家が自己判断で薬の増量を行ったり、服薬を中止したりすることは大変危険なことです。

　しかし、結局のところ個々の患者様の様々な状況に医療者は配慮しないと、正確に服薬を継続することは難しいのです。そのような理由から、近年、患者様が積極的に治療方針の決定に参加し、服薬するという意味を持つ「服薬アドヒアランス」という用語が使わるようになっています。アドヒランス(adherence)を良好に保つためには、患者様がご自身にとって必要だと納得して、飲んでみようという意欲が特に重要です。

　私たちの行った調査*によれば、患者様が分かりやすかったと感じるのは、自分の知りたいことをコンパクトに説明してもらったときであることが明らかになりました。患者様ごとに知りたいことは異なっているので、「ご質問はありませんか？」という問いかけは服薬行動にも影響する重要な一言だといえるでしょう。

　　　　*2007～09年「『わかりやすい説明』を測定し、活用する」山田・塚本

■■■■■■■■■■■

薬物療法、薬
medication
[mèdəkéɪʃən]

抗生物質
antibiotic
[æntɪbaɪɑ́tɪk]

カプセル
capsule
[kǽpsl, -súːl]

食事
meal　　[míːl]

胃薬
stomach medicine
[stʌ́mək / médəsn]

錠剤
tablet　　[tǽblət]

処方箋
prescription
[prɪskrípʃən]

PHARMACIST 1: Ms. Cocteau, Ms. Cocteau.

PATIENT 1: Yes.

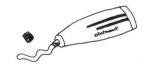

PHARMACIST 2: **Sorry to have kept you waiting.**

Here are two kinds of medicine.

One is for your skin.

Rub this ointment on two or three times a day.

The other one is oral medicine.

Take two tablets three times a day, after each meal.

This medication is for seven days.

Do you have any questions?

PATIENT 2: Yes. Can I take a bath?

PHARMACIST 3: Yes, you can. The ointment is oily, so wash it off well, with soap.

But don't scrub.

Rub it on after your bath. That's the most effective.

PATIENT 3: Oh, I see. Thank you.

PHARMACIST 4: Do you have any questions?

PATIENT 4: No, nothing.

PHARMACIST 5: Take care of yourself.[*23]

✎ Miss 黒田のワンポイント

"another", "the other" を正しく使う

"one" と対照的に用いる"another", "the other"は、微妙な使い方をします。
ポイントは、比較する対象が２つなのか、３つ以上なのかを見分けることです。

- ●対象となるものが２つあるとき
     「一方」は"one"。「もう一方」は"the other"。
- ●対象となるものが３つ（以上）あるとき
     「はじめ」を "one"。「その次、２つ目」は"another"、３つ目（以上）は"the other(s)"。

薬剤師 1 ：　コクトー様、コクトー様。

患 者 1 ：　はい。

薬剤師 2 ：　**お待たせしました。**

　　　　　　薬が、2 種類処方されています。

　　　　　　1 つは、軟膏です。1 日 2 ～ 3 回擦り込んでください。

　　　　　　もう 1 つは、内服薬です。

　　　　　　1 回 2 錠、1 日 3 回、食後にお飲みください。

　　　　　　これは 7 日分です。

　　　　　　何かご質問はありますか？

患 者 2 ：　ええ。お風呂に入ってもいいですか？

薬剤師 3 ：　結構ですよ。

　　　　　　軟膏は油性ですから、石けんを使って十分に洗い流してください。

　　　　　　ただし、強くこすったりはしないでください。

　　　　　　そして、入浴後に軟膏を塗ると効果的です。

患 者 3 ：　わかりました。ありがとう。

薬剤師 4 ：　ほかにご質問はありませんか？

患 者 4 ：　いいえ、ありがとう。

薬剤師 5 ：　どうぞお大事にしてください。

☀ Ns.山田のワンポイント
薬を渡すルーチンワーク【routine work】をより安全に

　薬を渡すときの説明は、基本の伝達パターンがあります。1 回量はどれだけか、1 日に何回か、いつ、どのような方法で用いるのか、処方は何日分なのか（飲み続ける期間）です。これらはすべて薬袋に書かれている情報です。

　しかし、私たちの行った調査*によれば、医療者によって項目数が少なくなったり、言い間違えたりするエラーがかなりの頻度で起こっていることがわかりました。また、患者様も大事な説明は薬の紙（薬剤情報提供書）に書いてあるから後で読めば大丈夫、と医療者の説明を聞き流していることもわかりました。

　エラー防止の方法は、薬袋に書かれている文字を指さしして、医療者と患者様が同時に確認することです。文字を追うことで患者様の集中力もアップします。

　　　*2007 ～ 09 年「『わかりやすい説明』を測定し、活用する」山田・塚本

---

*23 "Take care." は…
"Take care." は、親しい友人に対して用いることが多いようです。
医療現場では、"Take care of yourself." という言い方が無難です。
もし、1 月後に再診の予定がある患者様なら、"See you in a month." 「1 か月後にお会いしましょう。」と言い添えてもいいでしょう。
"good-bye" は、もう会うことのないような「別れの言葉」になったりするのでやたらには使いません。

■■■■■■■■■■■■

外用薬
medicine for external use
medicine for external application

外用の
external
[èkstə́ːnl]

外用薬
application
[æpləkéɪʃən]

軟膏
ointment
[ɔ́ɪntmənt]

こする
scrub　[skrʌ́b]

効果的
effective　[ɪféktɪv]

UNIT15 Side effects

PHARMACIST 1: Mr. Moore. Sorry to have kept you waiting. Here's your medicine.

PATIENT 1: Thanks. **What kind of medicine?**

PHARMACIST2: For your hay fever.

You have two kinds of medicine.

One is to heal inflammation.

It's effective for your nasal membrane.

It's for sore throat, stuffy nose and so on.

The other is an antihistamine.

It's for runny nose, sneezing and so on.

PATIENT 2: **Do they have side effects?**

PHARMACIST3: **Yes, but they're not serious.**

Please remember this when you take this medicine[*24].

You often feel sleepy and thirsty.

Don't drive after taking this medicine.

And you might get a rash all over your body.

In that case, stop taking it and call us.

Do you understand?

PATIENT 3: Yes. Thank you.

PHARMACIST4: You are welcome. Take care of yourself.

薬剤師1：　ムーア様。お待たせいたしました。これがあなたのお薬です。

患者　1：　ありがとう。何の薬ですか？

薬剤師2：　花粉症のお薬です。

　　　　　2種類のお薬があります。

　　　　　ひとつは抗炎症剤です。

　　　　　それは鼻の粘膜に効いて、のどの痛みや鼻づまりなどをおさえます。

　　　　　もうひとつは抗ヒスタミン剤です。

　　　　　鼻水やくしゃみなどをおさえます。

患者　2：　副作用はありますか？

薬剤師3：　あります。しかし、深刻なものではありません。

　　　　　この薬をのむときは、心にとめておいていただきたいことがあります。

　　　　　眠くなったり、口が渇いたりします。

　　　　　そのため車の運転は避けてください。

　　　　　まれに皮膚に発疹（ほっしん）が現れることがありますが、

　　　　　そのようなときは薬をのむのを止めて、ご相談ください。

　　　　　よろしいですか？

患者　3：　ええ。ありがとう。

薬剤師4：　どういたしまして。お大事にしてください。

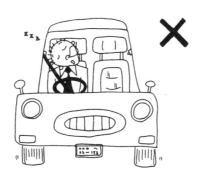

*24　副作用説明は医師・薬剤師の業務です。副作用はある、と伝えると不安になる患者様は必ずいます。伝えなければ不安にしないかもしれませんが、服薬事故につながる危険が高まります。深刻な副作用ではない場合、注意点をコンパクトに伝えればよいと私は思います。

　看護師は、副作用の有無を確認する、あるいは「○○ということがあったら教えてください」といったことをお伝えする機会がありますので、副作用についての表現は使えるとよいでしょう。

■■■■■■■■■■■

炎症
inflammation
[ìnfləméɪʃən]

鼻粘膜
nasal membrane
[néɪzl / mémbreɪn]
　　＝ nasal mucous
　　　membrane
　　　[néɪzl / mjúːkəs /
　　　mémbreɪn]

風通しの悪い
stuffy [stʌ́fi]

抗ヒスタミン剤
antihistamine
[ǽnti-hístəmìːn]

副作用
side effect
[sáɪd / ɪfékt]

UNIT 16 Payment

(After the consultation)

NURSE 1: **That's all for today.**

Please take this prescription and statement to the cashier, OK?

PATIENT 1: OK.

NURSE 2: Take care of yourself.

(At the cashier)

PATIENT 2: Here it is. *(Handing in the form)*

RECEPTIONIST 1: Mr. Ray. **Please sit and wait a minute.**

PATIENT 3: Sure.

RECEPTIONIST 2: Mr. Ray, Mr. Ray. **Sorry to keep you waiting.**

The cost is 3,200 yen[*25].

PATIENT 4: Here you are.

RECEPTIONIST 3: Thank you.

Please take this prescription to the pharmacy.

Take care of yourself.

PATIENT 5: I will. Thanks. Bye.

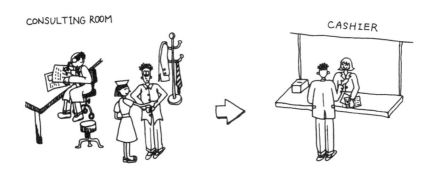

CONSULTING ROOM   CASHIER

会計

スキット１　　計算書の受領から精算まで

（診察が終わって）

看護師１：　**診察はこれで終わりです。**

　　　　　　この処方箋（せん）と計算書を会計窓口にお持ちください。

患者　１：　わかりました。

看護師２：　お大事にしてください。

　　　　　　（会計窓口で）

患者　２：　はい、お願いします。（処方箋と計算書を渡す）

受付　１：　はい、レイ様。**いすに掛けて、しばらくお待ちください。**

患者　３：　はい。

受付　２：　レイ様、レイ様。大変お待たせいたしました。

　　　　　　診療費は、３，２００円になります。

患者　４：　はい、どうぞ。

受付　３：　はい、お預かりいたします。

　　　　　　それではこの処方箋を薬局にお持ちください。

　　　　　　お大事にしてください。

患者　５：　そうします。ありがとう。

☀ Ns.山田のワンポイント

金額のやりとりで確実を期すときは、金額を紙に書くとわかりやすい

　トラブルのなかでもお金に関することが、一番厄介です。

　お金の感覚は、母国の貨幣価値（そのお金でどれだけ物が買えるのかという値打ち）がその人の基準になっていることが多いものです。

　そして、相手の提示した金額が想像と違うことや、はっきりと聞き取れないこともよくあります。

　こうした経験はよく聞かれることで、外国語に堪能な人でも慎重になっているようです。私自身、苦手意識があります。英語と日本語では数の数え方が違いますし、訛りがあると余計にわからなくなるからです。

　金額や数字についてのやりとりについて、確実を期したい方、あまり自信のない方は、金額や数字を紙に書いて相手に見せてもよいでしょう。そうすることで、相手も紙に書く、あるいは、指で数字を示すといった対応をしてくれる場合が多くなるはずです。もちろん数の数え方は、日頃から練習することが望ましいことは言うまでもありません。

---

*25　3200 yen
= three thousand
　and two hundred
　yen

■■■■■■■■■■

支払い
payment
[péimənt]

診察
consultation
[kὰnsəltéiʃən]

処方箋
prescription
[prɪskrípʃən]

計算書
statement
[stéɪtmənt]

会計窓口
cashier
[kæʃíə]

費用（ここでは診療費）
cost
[kɔ́ːst]

薬局
pharmacy
[fάːməsi]
＊病院内の薬局
　dispensary

＊イギリス英語では
　chemist's (shop)
または、chemist

41

RECEPTIONIST 1: Ms. Matisse, Ms. Matisse.

Sorry to have kept you waiting.

That'll be 18,020 yen[*26].

PATIENT 1: Wow! That's expensive!

Why is it so expensive?

RECEPTIONIST 2: Ms. Matisse, **because you don't have health insurance,**

so you have to pay 100% of the doctor's bill.

PATIENT 2: Yes, I know.

But I'd like to know why I have to pay that much.

RECEPTIONIST 3: You would like to know the details.

OK. I am going to explain the doctor's bill to you.

2,200 yen for your first consultation, 10,300 yen for the examination

and 5,520 yen for medicine.

That comes to 18,020 yen. Is that OK?

PATIENT 3: Well....., OK.

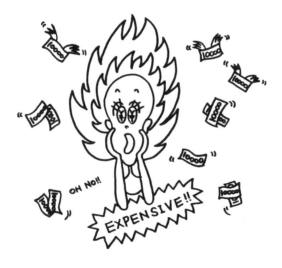

*26 18,020 yen
= eighteen thousand
and twenty yen

■■■■■■■■■■■■

医療費
a doctor's bill
[dάktəz / bíl]

説明する
explain
[ıksplέın]

受付１：　マティス様、マティス様。

　　　　　大変お待たせしました。

　　　　　お会計は、１８,０２０円になります。

患者１：　えー、そんなに高いのですか！

　　　　　どうしてそんなに高いのですか？

受付２：　マティス様、**あなたは、健康保険証をお持ちでないので、**

　　　　　医療費を全額ご負担いただくことになります。

患者２：　それはわかりますが…。

　　　　　何にそんなにお金がかかっているのか知りたいのです。

受付３：　あなたは、詳細をお知りになりたいのですね。

　　　　　承知しました。私が医療費についてご説明いたします。

　　　　　初診料２,２００円、検査料１０,３００円、投薬料５,５２０円。

　　　　　合計で１８,０２０円になります。よろしいでしょうか。

患者３：　はい…、わかりました。

☀ Ns.山田のワンポイント

異国で病気やけがをした患者様の事情

　突然の病気やけがをしてやっとの思いで病院に辿り着き、治療を受けて一安心したのも束の間、請求書を見て驚いたという話はよくあります。かつて日本の医療費は、高いと言われましたが、2006 年時点では OECD 加盟 30 国の中で 21 位と決して高いとは言えません*。

　しかし、海外旅行のご経験のある方ならおわかりになると思いますが、異国の地で病気やけがをすることは、本国にいるときよりも不安になりやすいものです。具合が悪い、あるいは、そのような状態の人と一緒に行動しつつ、考えなくてはならないことや対処しなくてはならないことなどが、一挙に"ドォー"っと荒波のように押し寄せてくるので不安も強くなるのだと、私は思います。

　実際、医療サービスは、国々でかなり異なっています。まず、制度（システム）や薬の用量などが違います。そして、家族や友人などが渡航先には少なく、親しい人からの支援を受けにくい状況になることが予想できます。短期間の滞在であっても、乗り物などのスケジュール変更を考えなくてはなりません。おそらく医療費以外にも費用が必要になることでしょう。

　医療者は、こうした事情を少し知っているだけで、患者様の気持ちに寄り添いやすくなります。そうすれば、無理解が原因の誤解は、ある程度避けられるのではないでしょうか。

*OECD Health Data 2008

RECEPTIONIST 1: **Here's your ID card.**

Please bring this card whenever[*27] you come to this hospital.

Also, bring your health insurance card on your first visit every month,

all right?

PATIENT 1: I have to bring this ID card every time, and my insurance on my first visit

every month, right?

RECEPTIONIST 2: That's right. You'll use this ID card forever.

Please don't fold it or[*28] lose it.

If you lose it, you have to pay for reissue.

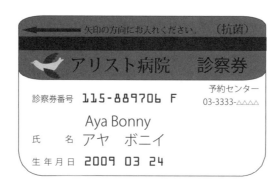

これがあなたの診察券です。

受付　1：　**これがあなたの診察券です。**

　　　　　　受診するときには、必ずお持ちください。

　　　　　　また、月初めには健康保険証も一緒にお持ちください。

患者　1：　受診時には、毎回、診察券を、月初めには、保険証を持って

　　　　　　こなくてはいけないのですね。

受付　2：　そのとおりです。

　　　　　　それから、この診察券は永久に使用しますので、折ったり、

　　　　　　なくしたりしないようにしてください。

　　　　　　再発行には、手数料がかかります。

*27　whenever…
「〜するときはいつで
も」の指すときとは？
"Please, bring this
card every time
when you come to
hospital."
のことです。

*28　否定文で「A も B
も〜ない」と両方否定
する場合、文法的には、
"not A nor B"を用い
ますが、会話では"or"
を用いることが多い
ようです。

■■■■■■■■■■■■■

診察券
ID card
[áɪdíː / káːd]
= identity card

永久に
forever
[fərévə]

折る
fold
[fóuld]

なくす(失う)
lose[lúːz]

再発行
reissue
[rìːíʃúː]

☀ Ns.山田のワンポイント
病院内に複数の受付カウンターがある場合
― 再診時など、受診する診療科で受付を済ませてほしいとき ―

　規模の大きい病院などでは、病院内に複数の受付カウンターがある場合があります。このようなときは、次回はどこで受付をするのか（診察券を入れるのか）説明する必要があることでしょう。

　「次回受診するとき、外科受付に診察券をお出しください。」と一言付け加える場合は、
"Make sure you hand this ID card to the receptionist at the surgical department."となります。

UNIT 18   I forgot to bring my health insurance card.

SKIT 1   **Keeping the deposit**

(After filling out the application form)

PATIENT 1: Excuse me. I forgot to bring my health insurance card today.

RECEPTIONIST 1: **Have you ever been to this hospital before?**

PATIENT 2: No.

RECEPTIONIST 2: **We're very sorry, but we need to get a 10,000 yen deposit.**

Is that OK?

PATIENT 3: 10,000 yen deposit?

RECEPTIONIST 3: **You are quite right.**

When you bring your health insurance card, we'll pay the difference.

PATIENT 4: Well….., OK.

RECEPTIONIST 4: All right. Please wait in the waiting room for a while.

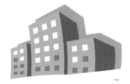

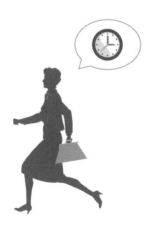

保険証を忘れたのですが

スキット１　　保証金をお預かりする場合	保証金 deposit [dɪpάzɪt]

（診察申込書の記入を終えてから）

患者　1：　すみません。今日、健康保険証を忘れてしまったのですが。

受付　1：　**以前に、こちらの病院を受診なさったことはありますか？**

患者　2：　いいえ。

受付　2：　**では、大変恐縮ですが、１万円の保証金を預からせて頂きます。**
よろしいでしょうか。

患者　3：　１万円の保証金？

受付　3：　**左様でございます。**
あなたが健康保険証をお持ちになったときには、その差額は
お返しいたします。

患者　4：　はい…、わかりました。

受付　4：　**それでは、待合室でしばらくお待ちください。**

診察申込書
application form
[ǽpləkéɪʃən / fɔːm]

違い
difference
[díf(ə)rəns]

☀ Ns.山田のワンポイント

外国籍の方の健康保険加入：滞在資格があることが基本条件

　在留資格のある外国人が３か月を超えて滞在する場合、勤務先、あるいは、市町村の健康保険に加入することになります（留学や就労が目的であることが前提条件です）。

　手術や癌などの治療が目的である場合は、医療滞在ビザの対象になり、治療費・滞在費とも全額自己負担です。

※目的から逸脱して受給資格を得て、高額療養費制度を利用することなどが問題化しています。

PATIENT 1: Excuse me. I don't have my NHS card[*29] today.

RECEPTIONIST 1: **We're very sorry, but we require 100% of the medical cost[*30].**

Is that OK?

PATIENT 2: 100%!?

RECEPTIONIST 2: **That's right.**

You must pay the full medical cost at this time.

However, you can request reimbursement from the ward if you provide

a detailed statement of the charges and an official receipt.

After investigating your claim, the NHI plan will reimburse you 70%

of the medical cost for your treatment that is covered under the plan.

PATIENT 3: Well....., OK.

RECEPTIONIST 3: All right. Please wait in the waiting room for a while.

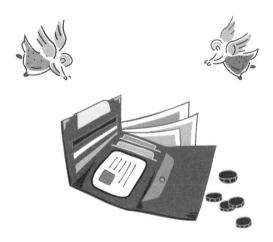

患者1：　すみません。今、健康保険証を持って来ていないのですが。

受付1：　では、**大変恐縮ですが、療養費の全額をちょうだいいたします。**
　　　　　よろしいでしょうか。

患者2：　全額？

受付2：　**おっしゃるとおりです。**
　　　　　療養費の全額を支払いいただくことになります。
　　　　　後日、内訳のわかる明細書および領収書を添えて、区に給付の
　　　　　申請をしてください。
　　　　　審査の上、保険の対象となる医療費の7割が払い戻されます。

患者3：　はい…、わかりました。

受付3：　それでは、待合室でしばらくお待ちください。

☀ Ns.山田のワンポイント

外来の支払いは、現金払いが今なお主流
― ちょっと一言付け加えるには ―

　近年、日本の医療機関では、クレジットカード払いができるようになってきました。

　しかし、例外なくクレジットカードが使えるのかというと、そうでもないようです。

　私の調べた範囲内では、入院費や一部の自費診療ではカード払いが可能ですが、特に外来での保険診療については、現金支払いしかできないことが多いようです。また、現金であっても、外貨払いにはほとんど対応していません。このような状況からは、次のような説明が必要になることもあるでしょう。

● 　現金でお支払いください。
　　Please pay by cash.
● 　クレジットカードではお支払いいただけません。
　　We don't accept credit cards.
● 　日本円でしかお支払いいただけません。
　　We only accept Japanese yen.

---

*29　**NHS card** とは？
イギリスの国民健康保険証　National Health Service card のこと
=National Health Insurance card
= National Health Insurance certificate
（国民健康保険証）

*30　**medical cost** とは？
= 療養費（治療費の他、装具代や健康保険適用外の費用などを加えた医療費全体を指す）

■■■■■■■■■■■

請求する
require
[rɪkwáɪə]

払い戻し、給付の申請
reimbursement
[rìːɪmbə́ːsmənt]

区（市の）
ward
[wəːd]

供給する、備える
provide
[prəváɪd]

審査する、調査する
investigate
[ɪnvéstəgèɪt]

要求する、請求する
claim
[kléɪm]

払い戻す
reimburse
[rìːɪmbə́ːs]

PATIENT 1: Excuse me. **When do I have to come again?**

NURSE 1: Just a moment, please.

(Looking at the patient's personal record)

We'll have the results of your blood test in a few days.

Please come again next week.

PATIENT 2: Sure. Well, is there anything I should do?

NURSE 2: Yes. **Please take your medicine and rest a lot**[*31].

If you have any problems, please contact us.

PATIENT 3: Anytime is OK?

NURSE 3: Certainly.

PATIENT 4: Thank you very much.

NURSE 4: You're welcome. Take care of yourself.

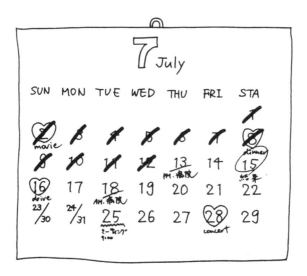

患 者 1 ： すみません。次回の受診日はいつですか？

看護師 1 ： お待ちください。

（カルテをみて）

今日の血液検査の結果が数日中にわかりますので、

来週お越しください。

患 者 2 ： わかりました。

ところで、来週まではどのように過ごせばよいですか。

看護師 2 ： 薬をのんで、十分に休息をとってください。

もし、心配なことがありましたら、病院までご連絡ください。

患 者 3 ： 何時でもかまいませんか。

看護師 3 ： もちろんです。

患 者 4 ： ありがとうございました。

看護師 4 ： どういたしまして。お大事にしてください。

---

*31 "rest a lot" の他
に使える表現は？
= "get lots of rest"
= "take a rest"

■■■■■■■■■■■

結果
result(s)
[rɪzʌlt]

血液検査
blood test
[blʌd / tést]

連絡をとる
contact
[kántækt]

☀ Ns.山田のワンポイント
生活上のアドバイス（ちょっとした一言）

● 生活編

栄養を十分にとってください。	Make sure you eat properly.
入浴は避けてください。	Don't take a bath.
お酒は飲まないでください。	Don't drink alcohol
たばこは吸わないでください。	Don't smoke.

● 薬剤編

牛乳と一緒に飲まないでください。 Don't take with milk"

医師に相談なく、処方薬以外の薬を飲まないようにしてください。

Don't take other medicine
without doctor's permission.

UNIT20   I have been waiting for a long time.

PATIENT 1:   Excuse me. I've been waiting for a long time.

       I have a terrible cold. I can't wait any longer!

RECEPTIONIST 1:   **We're very sorry. This is a very busy season.**

       The turn of the medical examination and treatment is mixed up

       by states of patients.

PATIENT 2:   But you shouldn't keep patients waiting this long!

RECEPTIONIST 2:   **You are right.**

       OK, let me check. May I have your name, please?

PATIENT 3:   Robert Mapplethorpe.

RECEPTIONIST 3:   Mr. Mapplethorpe, just a moment, please.

PATIENT 4:   OK.

       (After a while)

RECEPTIONIST 4:   Mr. Mapplethorpe, **there are only two people ahead of you**[*32].

PATIENT 5:   All right.

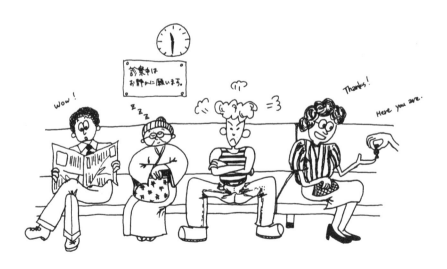

52

診察の順番が来ないのですが、どうなっているのですか？

患者1： すみません。もうずいぶん長い間待っているのです。

ひどい風邪なのですよ。もう待てません！

受付1： 申し訳ございません。この季節大変込み合っておりまして、

患者様の状態等により、診療の順番が前後しています。

患者2： だけど、患者をこんなに長く待たせるべきではないでしょう！

受付2： おっしゃることは、ごもっともです。

一度お調べしますので、お名前をお伺いできますか？

患者3： ロバート・メイプルソープです。

受付3： ロバート・メイプルソープ様、お待ちくださいね。

患者4： ええ。

（しばらくして）

受付4： ロバート-メイプルソープ様、**あと2人でお呼びできます。**

患者5： ありがとう。

*32 「もうすぐですよ。」と一言付け加えるときは？

"Your turn is coming up soon."

■■■■■■■■■■

前後する、ごちゃ混ぜになる

mix up

[míks / ʌp]

状態

state

[stéɪt]

☀ Ns.山田のワンポイント

待ち時間に関するクレームへの応対

　日本でも予約診察が主流になっていますが、実態として必ずしも待ち時間がなくなったわけではありません。待っている患者様の心模様は様々です。私は以前、激しい抗議を受けたことがありました。抗議の内容と感情の種類は、概ね次のとおりです。

- 治療のために訪れているはずなのに、大勢の患者様と一緒に長く待たされて病気がもっとひどくなってしまう　＜感情の種類：恐れと怒り＞
- 医師は私を診察したくない、と思っているのではないか　＜感情の種類：不安＞

【応対のポイント】
① まず相手の話の内容を最後まで聞く。適宜、あいづちを打つ（クレームの内容を把握）
② 患者様の状態を判断する（事務担当者は看護師に依頼）
③ おおよその診察予定時刻を伝える
④ 遅れの原因を簡潔に説明する
- ◆ ①～④の順に応対しても患者様にご理解いただけないときは、説明担当者を責任者や別の看護師にかわってもらう。

　もちろん予約時間の遅れの原因は、患者様個々の状態を優先して対応するなどやむを得ない事情もあります。患者様に診察の進行状況を随時知らせるサービスの改善は、組織レベルで積極的に取り入れられてきています。それでは、次に、個人レベルでできることがないか確認してみます。

　あなたは、患者様のそばを通り過ぎるとき「ご気分が悪い方はいらっしゃいませんか？」など医療者の患者様への気遣いを言葉にしていらっしゃいますか？　私の経験では、例え反応がなかったとしても心に届いていることが多いようです。よい雰囲気はこのような習慣によって創られていくのではないでしょうか。

RECEPTIONIST 1: **Your hospitalization starts on May 18th.**

Please come here at 10:00.

PATIENT 1: OK.

RECEPTIONIST 2: *(Handing the patient a form)*

Please fill out this form.

PATIENT 2: *(After filling out the form)*

Here you go.

RECEPTIONIST 3: *(Handing the leaflet)*

Please read this leaflet.

It says, "Bring these things."

PATIENT 3: ....?

RECEPTIONIST 4: Please bring your *inkan (hanko)*, night wear, towels, under-wear, cup, chopsticks,

tissues, toothbrush and toothpaste.

Don't bring a lot of money, OK?

PATIENT 4: Wow! That's a lot! [*33]

RECEPTIONIST 5: Yes. **We'll be waiting for you on May 18th.**

If you have any questions, please ask us.

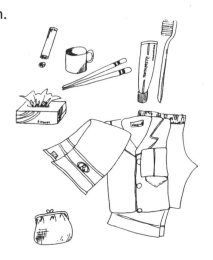

入院の手続き（予約）

受付１： 入院の日は、５月１８日です。

朝１０時にお越しください。

患者１： わかりました。

受付２： （用紙を渡す。）

それでは、この書類をご記入ください。

患者２： （記入を終えて）

はい、どうぞ。

受付３： （パンフレットを渡す）

このパンフレットをお読みください。

入院時に必要なものが書いてあります。

患者３： ....？

受付４： 印鑑、ねまき、タオル、下着、コップ、はし、ティッシュペーパー、

歯ブラシ、歯磨き粉をお持ちください。

お金はたくさんお持ちにならないでください、よろしいでしょうか？

患者４： ええ、たくさんですね。

受付５： そうですね。それでは５月１８日にお待ちしています。

ご不明な点がありましたら、気軽におたずねください。

*33 なぜ患者様は驚かれたのでしょうか？
物品はホテル並みにあるものだという認識だったからです。
アメリカの病院の場合、タオルやコップ、スプーンといったカトラリーなどは揃っています。

■■■■■■■■■■■

手続き、手順
procedure
[prəsíːdʒə]

入院（加療）、入院期間
hospitalization
[hàspɪtarɪzéɪʃən]

✎ Miss 黒田のワンポイント

印鑑のことをスタンプ（stamp）とは英語で言わない

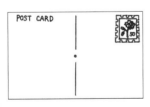

　欧米諸国では印鑑はなく、正式な書類もすべてサインで OK です。
従って、英語で「印鑑」,「判（はんこ）」にあたる言葉はありません。
　「スタンプ（stamp）」は、郵便切手や印紙を指しますので注意してください。日本での生活の長い外国人は、印鑑を持っている場合が多いようです。

UNIT 22 Could you call a taxi for me?

SKIT 1   **Calling a taxi**

PATIENT 1: Excuse me. **Could you call a taxi for me?**

RECEPTIONIST 1: Sure. Just a second, please.

(Calling a taxi; A little while later)

Mr. Beckman, **a taxi will be here in 10 minutes.**

PATIENT 2: Where should I wait?

In front of the entrance?

RECEPTIONIST 2: You can wait here in the lobby.

It's too cold outside.

PATIENT 3: Oh, thank you. It's coming in 10 minutes, right?

RECEPTIONIST 3: That's right.

Don't worry. The driver will find you.

PATIENT 4: That's great. Thanks a lot.

RECEPTIONIST 4: Not at all.

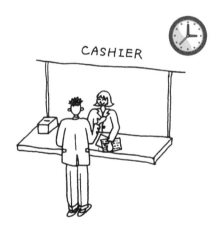

タクシーを呼んでいただけますか？

スキット1　電話でタクシーを呼ぶ

玄関	
entrance	
[éntrəns]	
ロビー	
lobby	
[lɑ́bi]	

患者1：　すみません。**タクシーを呼んでいただけますか？**

受付1：　承知いたしました。しばらくお待ちください。

　　　　　（電話でタクシーを呼ぶ。しばらくして。）

　　　　　ベックマン様、**10分位で来るそうです。**

患者2：　どこで待てばよいですか？

　　　　　玄関の前ですか？

受付2：　ロビーでお待ちください。

　　　　　外は寒すぎますからね。

患者3：　ありがとう。10分位でしたね。

受付3：　左様でございます。

　　　　　運転手が名前をお呼びしますから、ご心配は不要ですよ。

患者4：　ああ、よかった。どうもありがとう。

受付4：　どういたしまして。

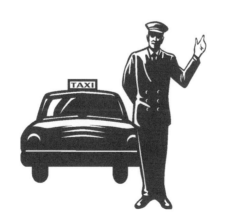

PATIENT 1: Excuse me. **Where can I get a taxi?**

RECEPTIONIST 1: **You can get one on the left, outside of the entrance.**

PATIENT 2: I looked, but there are no taxis there.

RECEPTIONIST 2: Really? I'm sorry, Mr. Klee.

I'll call one right away.

PATIENT 3: Thanks. Have it hurry, please.

RECEPTIONIST 3: OK.

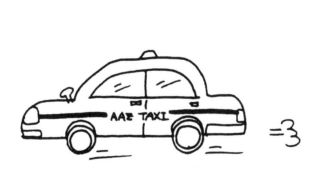

	今すぐ
	right away
	[rɑ́ɪt / əwéɪ]

患者1：　　すみません。**タクシーはどこで乗れますか？**

受付1：　　**玄関を出ると、すぐ左にタクシー乗り場がございます。**

患者2：　　探したのですが、（タクシーは）全くいないのです。

受付2：　　存じ上げませんでした。申し訳ございません、クレー様。

　　　　　　それでは、すぐに（電話で）お呼びいたします。

患者3：　　ありがとう。急ぐように言ってくださいね。

受付3：　　承知いたしました。

✎　Miss 黒田のワンポイント
とっさのとき『付加疑問文の答え』にご注意ください

"Unit30　子どもの様子がおかしい"の最後の部分にこの付加疑問文が出てきます。
以下は抜粋です。

　　　I should call my husband, shouldn't I?　　夫を呼んだ方がよいでしょうか？
　　　Yes. You might feel better.　　　　　　　　そうですね。そのほうが心強いかもしれません。

　英語では、付加疑問文の答え方は、否定形で尋ねられても、肯定形のときと同じです。
これは否定疑問文に答えるときと同じです。日本語の答え方とは異なるので注意が必要です。
　Ns.山田の帰国子女の友人は、付加疑問が日本語でも英語のままだそうです。しばしばアチャ〜！
という危ないことが起こるらしく、Ns.山田は、日本語・英語とも、付加疑問文の否定形は基本的
に使わないようにしているとか。話す側と聞き手の理解がずれているとどちらが使ってもアチャ
〜！となりますよね。付加疑問文の習慣を直すのは結構難しく、理解のずれが生じる可能性がある
こと、記憶の片隅にとどめておいてください。

それでは、次の例文で確認をしてください。

①　　You went to the hospital, didn't you?　　　　病院へ行ったでしょう？
②　　You didn't go to the hospital, did you?　　　病院へ行かなかったでしょう？

答えは①②とも、┌ Yes, I did.　　　　　　┌ はい、病院へ行きました。
　　　　　　　　└ No, I didn't.　　　　　　└ いいえ、病院へ行きませんでした。

RECEPTIONIST 1: Mr. Keith Haring, Mr. Keith Haring.

It'll cost 8,220 yen[*34].

PATIENT 1: Oh no, **I don't have enough money.**

It happened on my way home.

RECEPTIONIST 2: That's too bad.

How much can you pay now?

PATIENT 2: .....I can pay about 2,000 yen.

RECEPTIONIST 3: OK. Please pay us 2,000 yen, then.

*(Handing the patient an IOU[*35])*

And **please fill out our IOU form.**

PATIENT 3: *(After filling out the form)*

Here you are.

RECEPTIONIST 4: This is your copy.

You can pay us when you come back again.

PATIENT 4: Thank you very much.

RECEPTIONIST 5: You're welcome. Take care of yourself.

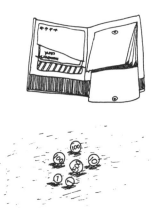

突然のことなので、お金が足りないのです。

受付1：　キース・ヘリング様、キース・ヘリング様。

　　　　　8,220円になります。

患者1：　えー、すみません。**お金が足りません。**

　　　　　なにしろ家に帰る途中のアクシデントでしたので。

受付2：　それは仕方ありませんね。

　　　　　今、お支払い可能な金額はいかほどでしょうか？

患者2：　..................。2,000円でいいですか？

受付3：　それでは、今は、2,000円をお支払いください。

　　　　　（覚書を渡して）

　　　　　そして、この覚書にご記入ください。

患者3：　（覚書に記入して）

　　　　　はい、どうぞ。

受付4：　これが、その写しになります。

　　　　　不足分のお金は、次回来院されたときにお支払いください。

患者4：　どうもありがとう。

受付5：　どういたしまして。お大事に。

*34　8,220 yen
= "eight thousand two hundred and twenty yen"

*35　IOU とは？
IOU= "I owe you."
「私はあなたに借りがある」に由来します。略式借用書のことです。

■■■■■■■■■■■■

（偶然に）起こる
happen
[hǽp(ə)n]

支払う
pay
[péɪ]

☀ Ns.山田のワンポイント

うそのような本当の話
― 「お金は払わなくていいと言われた」と支払い拒否する患者様 ―

　未精算分の支払いを会計担当者が患者様に求めたとき、患者様から「お金は払わなくていいと言われました。どうして払わなきゃいけないんですか！」と抗議されてしまった、という実話です。

　会計担当者は、きちんとこちらはあなたの都合を考えてあげたのに、なんて厚かましい、と少々怒り気味にびっくりしていました。

　しかし、原因は思わぬところ、日本語の話し方にありました。日本語は簡単ではないので、例え日本語的に正しく話したとしても誤解は起こります。それでも誤解を避ける話し方はあります。

● 　原因

誤 解 し た 説 明　「お金は、次回で結構です。」と、会計担当者は、日本語で説明した。

● 　結果

この患者様の理解　『結構です』＝"No, thank you." だから、お金は払わなくていいんだ。

　　　　　　　　　　『次回？』次回から払ってくださいってことだな。今日はラッキーだなあ。

● 　改善策

誤解されにくい説明　「お金は、次回受診したときにお支払いください。」（日本語）

期 待 さ れ る 理 解　『お金は払ってください』だから、お金は払うのだな。

　　　　　　　　　　『次回の受診のときに』つまり、次回の受診のときでいい、ってことだな。

In the waiting room; A Receptionist finds a patient who looks terrible.

RECEPTIONIST 1: **What's wrong? Are you OK?**

PATIENT 1: I feel bad.....

RECEPTIONIST 2: *(In Japanese) Kangoshi-san wo yonde kudasai.*

I have called a nurse for you.

May I have your name?

PATIENT 2: .....Andy....., Andy Warhol.....

RECEPTIONIST 3: Mr. Warhol, **can you sit in this wheelchair?**

Let me help you.

PATIENT 3: Thank you.

(Goes to the treatment room with a nurse)

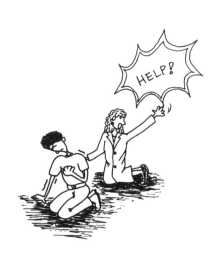

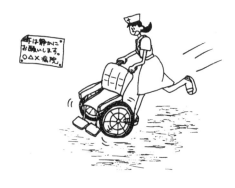

待合室で気分が悪くなる

待合室で； 受付担当者は、気分の悪そうな患者様を見つける

受付1： どうなさいましたか？　大丈夫ですか？

患者1： 気分が悪い…………。

受付2： （日本語で）「看護師さんを呼んでください！」

今、看護師を呼びましたからね。

お名前をお伺いできますか？

患者2： …………アンディ…………、アンディ・ウォーホール。

受付3： ウォーホール様、車いすにお乗りになれますか？

お手伝いいたしますよ。

患者3： ありがとう。

（看護師とともに処置室へ）

具合が悪くて、悪くて
wrong
[rɔ́ːŋ]

非常に悪い、ひどい
terrible
[térəbl]

車いす
wheelchair
[(h)wíːltʃéə]

処置室
treatment room
[tríːtmənt / rúːm]

[救急処置室は？]
emergency room
[ɪmə́ːdʒənsi / rúːm]

63

PATIENT 1: Excuse me. I forgot my wallet at the public phone.

RECEPTIONIST 1: Oh, no! That's too bad!

Could you give me the details?

I mean what color, what size and how much money was in the wallet.

PATIENT 2: Well, it's orange. About this big.

(Showing the size with his fingers)

Around 20,000 yen, I think.

My driver's license and credit cards are in it.

My name is Ansel Adams.

RECEPTIONIST 2: OK, Mr. Adams. **I'll call security** *(the security office)*.

Just a minute, please.

(Calls security, finding the wallet at the security office)

Mr. Adams, you're lucky.

Your wallet is at the security office.

PATIENT 3: Thank you so much! Where is the security office?

RECEPTIONIST 3: Right next to the entrance.

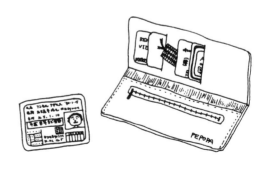

忘れ物（財布を公衆電話の上に忘れる）

患者1： すみません。財布を公衆電話の上に忘れてしまいました。

受付1： それは、お困りですね。

もう少し詳しくお聞かせ願えませんか？

財布の色や、大きさ、中身の金額などについてです。

患者2： ええ、オレンジで、これ位の大きさです。

（手を使って示す）

2万円位だったと思います。

ほかに、自動車運転免許証とクレジットカードが入っています。

私の名前は、アンセル・アダムスです。

受付2： 承知いたしました、アダムス様。

守衛室に確認してみますね。

お待ちください。

（守衛室に連絡する；

どうやらアダムス様の財布が届けられているようである）

アダムス様、幸運ですね。

あなたのお財布は、守衛室にございます。

患者3： 本当にどうもありがとう。守衛室はどこですか。

受付3： 玄関の隣です。

財布	
wallet	
[wάlɪt]	

公衆電話
public phone
[pʌ́blɪk / fəun]
= pay phone
 [péɪ / fəun]

詳細
detail
[díːteɪl]

守衛室
the security office
[sɪkjú(ə)rəti /
á(ɔ́)ːfɪs]

One Sunday afternoon, Mr. & Mrs. Wyeth visited their friend at the hospital with their son, Andrew, but he got lost. Now he's crying near the Reception desk.

RECEPTIONIST 1: **What's the matter?**

CHILD 1: .... *(Crying)*

RECEPTIONIST 2: **Are you lost?**

CHILD 2: Yes.....

RECEPTIONIST 3: What's your name[36]?   **I'll help you find your mother.**

CHILD 3: .....Andrew.

RECEPTIONIST 4: Andrew what?

CHILD 4: Andrew.......Andrew Wyeth..... *(Crying!!)*

RECEPTIONIST 5: Don't cry, Andrew, please.

I'll help you. Don't worry.

CHILD 5: Mommy! I want my mom. *(Crying!)*

RECEPTIONIST 6: You really miss your mom.

I'm calling your mother[37].

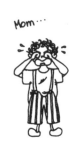

Mom···

ANNOUNCEMENT *(In Japanese)*   *Tadaima, Andrew Wyeth-kun to ossyaru 5-sai no okosama wo, 1-kkai uketsuke nite, oazukari shiteorimasu. Andrew Wyeth-kun no goryôshin wa, shikyû, 1-kai uketsuke made okoshi kudasai.*

(In English)   Attention, please.

We have a 5-year-old boy whose name is Andrew Wyeth.

Mr. & Mrs. Wyeth, please come to the Reception desk

on the 1st floor immediately. Thank you.

PARENTS: *(After a few minutes: Mr. & Mrs. Wyeth are coming)*

CHILD 6: Mommy! Daddy!

MRS. WYETH 1: Oh, honey! We're very sorry. Are you OK?

CHILD 7: I'm OK.

MRS. WYETH 2: Thank you very much.

RECEPTIONIST 7: You're welcome.

病院内での迷子

ある日曜日の午後、知人をお見舞いに来たワイエス夫妻の息子、アンドリュー君が、病院内で迷子になりました。

そして、受付近くの廊下で立ちすくみ、泣いています。

受付1： どうしたの？

迷子1： …………………。（泣いている）

受付2： **迷子になったの？**

迷子2： うん、……………。

受付3： お名前は何ていうの？　**お母さんをみつけるのをお手伝いしますね。**

迷子3： ……………アンドリュー。

受付4： アンドリュー、何、って言うのかしら？

迷子4： アンドリュー……………、アンドリュー・ワイエス。（激しく泣きだす）

受付5： 泣かないで、アンドリュー。

　　　　私がお探ししますから、心配しなくていいのよ。

迷子5： ママ！　ママに会いたいの！（うえーん！　うえーん！）

受付6： お母さんに会いたいのね。

　　　　今放送でお母さんをお呼びしますからね。

院内放送（日本語・英語ともに同じ）ただ今、アンドリュー・ワイエス君と

　　　　　　　　　　　　　　　おっしゃる5歳のお子さまを、

　　　　　　　　　　　　　　　1階受付にて、お預かりしております。

　　　　　　　　　　　　　　　アンドリュー・ワイエス君のご両親は、

　　　　　　　　　　　　　　　至急、1階受付までお越しください。

両　親： （しばらくして：ワイエス夫妻がやって来る）

迷子6： ママ！パパ！

母親1： ごめんね。大丈夫だった？

迷子7： うん。

母親2： 本当にどうもありがとうございました。

受付7： どういたしまして。

*36 "What's your name?" という質問は、丁寧な表現ではありません。しかし、5歳の子どもにわかるように話す目的で使用しています。

丁寧な表現は、"May I have your name, please?"

「お名前をお伺いできますか？」になります。

*37 "〜calling" と、している理由は？
次の展開で、院内放送で呼び出しをしているからです。
探すのを手伝う、とだけ伝えたいのなら？
"We will help you find your mother."
「私たちがお母さんをお探しいたしましょう」です。

■■■■■■■■■■■■

〈…が〉いないので寂しく思う[困る]、いないのを惜しむ
miss
[mís]

直ちに
immediately
[ɪmíːdiətli]

RECEPTIONIST 1: *(In Japanese)* *Hai, Metoroporitan-byôin desu.*

PATIENT 1: Hello. I'd like to ask you a couple of questions.

Do you speak English[*38]?

RECEPTIONIST 2: Yes, I do[*39]. How can I help you?

PATIENT 2: **What are the office hours[*40]?**

RECEPTIONIST 3: **We're open from 9:00 to noon in the morning, and 4:00 to 7:00**

in the evening.

PATIENT 3: **Are you open daily?**

RECEPTIONIST 4: No, we aren't.

We're closed on Sundays, National holidays and Saturday evenings.

PATIENT 4: OK. I've got it. Thank you very much.

RECEPTIONIST 5: You're welcome. Good bye.

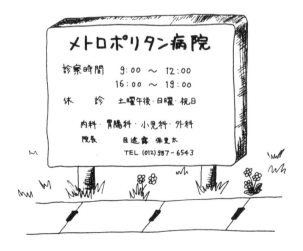

診察時間はいつですか？

受付 1 ： 　（日本語で）はい、メトロポリタン病院です。

患者 1 ： 　もしもし、2 ～ 3 質問をしたいのですが。

　　　　　英語は話せますか？

受付 2 ： 　はい。どうなさいしたか。

患者 2 ： 　**診察時間はいつですか？**

受付 3 ： 　**午前中は 9 時から 1 2 時まで、午後は 4 時から 7 時まで**です。

患者 3 ： 　**毎日診察していますか？**

受付 4 ： 　いいえ。**日曜日と祝日、土曜日の午後は休診**です。

患者 4 ： 　わかりました。ありがとう。

受付 5 ： 　どういたしまして。

*38 なぜ患者様は、"Can you speak English?" と尋ねなかったのでしょうか？
この場面では、"Do you ～？" の方が好ましいからです。
"Can you ～？" は、その方の能力を問う質問なので、失礼にあたる場合があります。

*39 "Yes" と、答えたら英語を早口で話されて困るのでは？
ここで、"No" と言ってしまうと会話になりません。
少しだけ、あるいは、ゆっくりなら大丈夫なら、"Yes, just a little." と答えればよいでしょう。

*40 なぜ "office" と表現するのでしょうか？
米語で診察室は、"a doctor's office" と言うからです。診察時間の他の尋ね方には、"What are consulting hours?" があります。

UNIT 28　Is there a Laundromat (laundry)?

PATIENT 1: Excuse me. **Is there a Laundromat around here?**

RECEPTIONIST 1: Yes. **There's one in the basement.**

PATIENT 2: **Is there any detergent there?**

RECEPTIONIST 2: I don't think so.

　　　　　　But you can get some at the drugstore on the first floor.

PATIENT 3: Oh, good. Thanks.

RECEPTIONIST 3: Not at all.

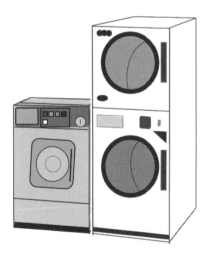

コインランドリー
Laundromat
[lɔ́:ndrəmæt]

乾燥機は？
　drier　[dráɪə]
洗濯機は？
　washing machine

洗濯場
laundry
[lɔ́:ndri]

地下
basement
[béɪsmənt]

洗剤
detergent
[dɪtə́:dʒənt]

売店(ドラッグストア・
雑貨屋の意味で)
drugstore
[drʌ́gstɔ̀:]

コインランドリーは、ありますか？

患者1：　すみません。**病院にコインランドリーはありますか。**

受付1：　はい。**地下にございます。**

患者2：　**洗剤も、そこにありますか。**

受付2：　おそらくないと思います。

　　　　　1階の売店にございます。

患者3：　よかった。ありがとう。

受付3：　どういたしまして。

☀ Ns.山田のワンポイント

本当のところ、調子はどうなの？

　"How are you?"と患者様にお尋ねしたとき、返ってくる答えはさまざまです。看護師としては、本当のところ、調子はどうなのだろう…、と気にせずにはいられません。

　私の行った数え切れないほどのインタビューからは、『個人差が大きくて言葉だけでは判断できない』『総合的に判断するしか方法はない』しかし、そうした判断も『必ずしも正確ではない』というのが結論です。

　Unit30で看護師は患者様に「調子はいかがですか?」と尋ねています。ここに登場する患者様は、少しばかりはにかんだタイプの方です。どんなときでも「調子いい」と答えるときはまずなく、「絶好調」などと言うことは決してないと言ってもいいくらいです。この方にとっては、"Not bad."「悪くない。」ではなく、「まあまあ」を意味すると思われます。

　また別の方は、どんなに調子が悪くても会話の端々に自然な笑顔を入れる方です。この笑顔の患者様は、大勢の人前で話すことの多い、サービス関連のプロフェッショナルなお仕事をされています。この方の場合、笑顔≠元気な証拠とは単純に考えにくいようです。この方によれば、医療者に「この笑顔がある故に『本当は元気なんじゃない？　わからないよ。』と言われたときはまさに弱り目にたたり目。笑顔の習慣が災難を招くなんて…。」と少し嘆いておられました。

- 　日本語の「まあまあ」に相当することば

"Pretty good."　　〈直訳〉「調子がいい。」

"Not bad."　　　〈直訳〉「悪くない。」

"So-so."　　　　〈直訳〉「よくも悪くもない、たいしたことはない。」

- 　医療者の判断：正確性に影響を与える要素と理由

　顔　色　→　お化粧している（上手なナチュラルメイク≠顔色がよく元気）

　　　　　　　疲れると顔色が黒くなる方は少なくない（顔がやや黒い≠日焼け）

　笑　顔　→　習慣化された気遣い（特に、サービス業に従事するプロ意識の高い人は、笑顔を要所に入れている：笑顔≠元気）

　声の大きさ　→　聞こえにくさがあるとき（難聴に限らず、疲れて調子が悪いときには声が大きくなる方は少なくありません。：声が大きい≠元気）

Mr. Nolde hurt his leg. He's at the hospital.
A nurse is preparing him for the doctor's consultation.

NURSE 1: Mr. Nolde, Mr. Nolde[*41]. **Come in, please.**

PATIENT 1: Hello.

NURSE 2: Hello. **How are you today?**

PATIENT 2: Pretty good.

NURSE 3: Good. **Let me check your leg.**

         Please take off your pants and lie down on the bed.

PATIENT 3: OK.

NURSE 4: **Now, I'm going to remove the bandage, OK?**

PATIENT 4: Sure.

NURSE 5: **You are much better, now.**

         I will call the doctor. One moment, please.

PATIENT 5: All right.

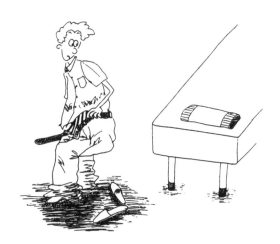

診察室で（包帯を外す）

足をけがしたノルデ様は、通院治療しています。
そのノルデ様を診察室にお迎えして、看護師が診察の準備をしている場面です。

看護師１： ノルデ様、ノルデ様。**お入りください。**

患者　１： こんにちは。

看護師２： こんにちは、**調子はいかがですか？**

患者　２： まあまあですね。

看護師３： そうですか。

　　　　　 ズボンを脱いでベッドに横になって、足(脚)を診せてください。

患者　３： はい。

看護師４： **今から、包帯を外しますね。**

患者　４： ええ。

看護師５： **ああ、よくなってきていますね。**

　　　　　 医師を呼んで参りますので、少々お待ちください。

患者　５： わかりました。

*41　個人名で呼び出してもいいのですか？
個人情報保護の観点から、患者様の氏名を呼び出すことはあまり見られなくなりました。
例えば、「番号11の方、お入りください」なら、"The patient who has number 11, come in, please".です。

■■■■■■■■■■■

痛める
hurt　[hə́ːt]

脚(ももから下全体)
leg　[lég]

準備する
prepare
[prɪpéə]

診察
doctor's
consultation
[dɔ́ktəz /
kà(ə)nsəltéɪʃən]

横になる
lie　[láɪ]

取り去る
remove
[rɪmúːv]

包帯
bandage
[bǽndɪdʒ]

One day, an 8-month-old baby boy was brought to the hospital with his mother by ambulance. His mother had lived in Japan only for a short time. She had little knowledge about Japanese life.

E M T   1 : *(In Japanese) Nessei keiren no youdesu.*

NURSE A1: *(In Japanese) Hai.*

　　　　　We'll treat him in the emergency room, so please wait here.

NURSE B1: You must have been surprised when it happened.

　　　　　May I ask you some questions about your child?

MOTHER 1: Sure. What?

NURSE B2: Is this his first fit*42?

MOTHER 2: Yes.

NURSE B3: When did you notice something was wrong with him?

MOTHER 3: He's had less of an appetite and less energy for 2 days.

　　　　　He had a fever of about 38℃*43 all day yesterday.

NURSE B4: He had a fever. Does he have diarrhea?

MOTHER 4: No, he doesn't.

NURSE B5: How much water did he have today?

MOTHER 5: Less than 100 ㎖*44, I guess.

NURSE B6: It is under 100 ㎖. All right.

　　　　　The doctor will talk to you later. Please wait here.

MOTHER 6: I should call my husband, shouldn't I?

NURSE B7: Yes. You might feel better.

子どもの様子がおかしい！

ある日、熱性けいれんの生後8か月の子どもが、救急車で母親と一緒に
来院しました。母親は、まだ来日してから日が浅く、不慣れな様子です。

救急隊員　1：　（日本語で）熱性けいれんのようです。

看護師 A1：　（日本語で）はい。

　　　　　　　処置室で処置をいたしますので、

　　　　　　　お母さまはこちらでお待ちください。

看護師 B1：　突然のことで、さぞ驚かれたことでしょう。

　　　　　　　お子さまのことで、質問させていただいてもよろしいですか？

母　親　　1：　はい。何でしょう。

看護師 B2：　発作は、初めてですか？

母　親　　2：　はい。

看護師 B3：　いつごろから、体調のおかしいことにお気付きになりましたか？

母　親　　3：　2日前から、食欲が落ちて元気がなくなりました。

　　　　　　　昨日は、1日中熱が38度前後ありました。

看護師 B4：　昨日は、熱があったのですね。

　　　　　　　下痢はしていませんか？

母　親　　4：　はい。

看護師 B5：　今日、水分は、どのくらい飲めていますか？

母　親　　5：　100ml も飲めていないと思います。

看護師 B6：　100ml 未満ですね。承知いたしました。

　　　　　　　後ほど、医師より説明があります。

　　　　　　　では、それまでお待ちください。

母　親　　6：　夫も呼んだほうがよいでしょうか？

看護師 B7：　そうですね。そのほうが心強いかもしれませんね。

---

*42 "fit" とは？
病気の発作、ひきつけ、
さしこみの意味があり
ます。本文では熱性け
いれんと訳しました。
同じ意味の一般的な単
語には、
"convulsion
[kənvʌ́lʃən]"
"seizure [síːʒə]" があ
ります。

*43 ℃ = "degree(s)
centigrade"

*44 mℓ =
"milliliter(s)
[mílǝlìtǝ]"

■■■■■■■■

救急車
ambulance
[ǽmbjulǝns]

知っていること、
知識、認識
knowledge
[nάlıdʒ]

救急救命士
EMT
= Emergency
Medical Technician

下痢
diarrhea
[dάıǝriːǝ]

75

UNIT 31 Secretary's work (On the phone, at the reception desk)

SKIT 1	On the phone; May I have your name?

SECRETARY 1: Hello. This is Sofia Hospital. May I help you?

CUSTOMER 1: Yes. May I speak to Dr. Kuroda?

SECRETARY 2: **Excuse me. May I have your name, please**[*45]?

CUSTOMER 2: Oh, sorry. This is Aristotle of Plato University.

SECRETARY 3: Thank you, Mr. Aristotle.

Hold on, please.

I'll put you through[*46].

SKIT 2	On the phone; Doctor is busy.

SECRETARY 1: Hello. This is Uffizi Hospital. May I help you?

CUSTOMER 1: Yes. This is El Greco.

May I speak to Dr. Terasawa?

SECRETARY 2: **I'm sorry, Mr. Greco.**

She is busy right now.

CUSTOMER 2: OK. Then, **may I leave a message?**

SECRETARY 3: Sure.

CUSTOMER 3: **Could you tell her to call me back by tomorrow**?

SECRETARY 4: Certainly, Mr. Greco.

May I have your phone number, please?

CUSTOMER 4: 052-111-2222

接遇（電話と受付の応対）

スキット1	電話で； 恐れ入りますが、お名前をお伺いできますか？

秘 書 1 ： はい、ソフィア病院です。

お客様 1 ： 黒田先生をお願いします。

秘 書 2 ： **恐れ入りますが、お名前をお伺いできますか？**

お客様 2 ： あっ、すみません。プラトン大学のアリストテレスと申します。

秘 書 3 ： ありがとうございます。アリストテレス様でいらっしゃいますね。

　　　　　そのままでお待ちください。

　　　　　おつなぎいたします。

スキット2	電話で； 医師は席を外している

秘 書 1 ： はい、ウフィツィ病院です。

お客様 1 ： エル・グレコと申しますが、寺澤先生をお願いします。

秘 書 2 ： **申し訳ございません、グレコ様。**

　　　　　ただ今、寺澤は、席を外しております。

お客様 2 ： そうですか。**それでは、伝言をお願いできますか？**

秘 書 3 ： はい、どうぞ。

お客様 3 ： **明日までに電話をくださるよう、お伝えください。**

秘 書 4 ： かしこまりました。

　　　　　それでは、電話番号をお願いします。

お客様 4 ： ０５２-１１１-２２２２です。

*45 はっきり名前が聞き取れないときは？
"Could you spell his/her name?"
「その方のお名前のつづりを教えていただけますか？」

*46 電話をつなげない場合は？
・間違い電話
"I'm afraid you've got the wrong number. This is …(場所などの名称). "
「電話番号が違っているようです。こちらは、…です。」
・同姓がいるので特定できない
"We have several persons by that name. Do you know his/her first name or his/her section? "
「同姓のものが数名おります。名前か所属をご存知でしょうか？」
・声が小さくて聞こえない
"Could you speak a little louder?"
「もう少し大きな声でお願いします。」

SECRETARY 1: Hello. May I help you?

CUSTOMER 1: Excuse me. I'd like to see Dr. Yamada.

My name is Rufino Tamayo.

SECRETARY 2: Certainly[*47], Mr. Tamayo.

We were expecting you.

This way, please.

(Taking the customer to the doctor's office)

Please have a seat.

Dr. Yamada is coming soon.

CUSTOMER 2: Thank you.

SECRETARY 3: You are welcome.

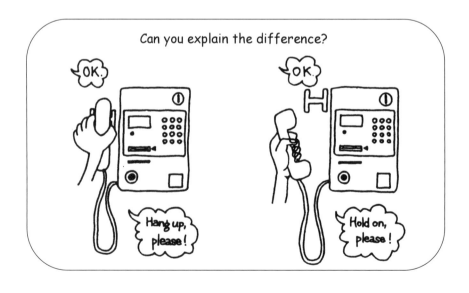

スキット3　受付で

秘 書 1 ：　いらっしゃいませ。

来 客 1 ：　すみません。

　　　　　　山田先生にお会いしたいのですが。

　　　　　　ルフィーノ・タマヨと申します。

秘 書 2 ：　承知いたしました、タマヨ様。

　　　　　　お待ちしておりました。

　　　　　　こちらへどうぞ。

　　　　　　（お客様を応接室に案内する）

　　　　　　どうぞお掛けください。

　　　　　　山田はすぐに参ります。

来 客 2 ：　ありがとう。

秘 書 3 ：　どういたしまして。

*47　相手の話す内容を
理解できない場合は？
"Could you repeat that,
please?" あるいは、
"I beg your pardon?"
「もう一度おっしゃっ
てください。」

☀ Ns.山田のワンポイント

指名の人が不在の場合は？

　お客様のご指名の人が不在の場合は、どのように応対したらよいでしょうか？
スタッフの動静について、受付担当者が応対時に知っていればよいですが、すぐに答えられな
い場合も実際にはあることでしょう。
　以下は、動静について知っている場合と知らない場合についてのまとめです。

●　　わかっているとき
I'm sorry. She/he is out now.
あいにくですが、ただ今外出しております。

●　　すぐにはわからないとき
Hold on, please.
そのままでお待ちください。

I'll see if she/he is in.
在室かどうか、確かめます。

I'm sorry to keep you waiting,
but she's/he's out now.
お待たせして申し訳ありませんでしたが、
ただ今、外出しております。

◆　　ネクストステップ
May I take a message?
伝言を承りましょうか？

Shall I ask him to call you back?
こちらから折り返しお電話しましょうか？

Would you like to talk to anyone else?
別の者とお話になりますか？

Annex 1 Directions

Annex 1 では、UNIT11 と UNIT12 で学習した「道案内」、「病院内の案内」などに役立つものを集めました。

文例を参考に、あなたの職場や学校から最寄り駅・バス停までの案内を作ってはいかがでしょうか。

そうすることで、実際に役立つ、身につく学習になると思います。

SKIT 1	Location	建物の位置	

💡 チャレンジ 一通り覚えたら 英文を隠して暗 記したかどうか チェックテスト	A / Z street	Aは、Z通りにあります。	A is on Z street.
	B C	Bは、Cの隣にあります。	B is next to C.
	D / E	Dは、Eの向かいにあります。	D is across from E.
	G F H	Fは、GとHの間にあります。	F is between G and H.
	X street / I / Y street	Iは、Y通りとX通りの角にあります。	I is on the corner of Y street and X street.
	J / K	Jは、Kの斜め向かいにあります。	J is kitty corner to K.

道案内

SKIT 2	**Directions**	進行方向の指示

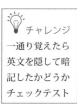
チャレンジ
一通り覚えたら
英文を隠して暗
記したかどうか
チェックテスト

	When you come to the T-junction, turn right.	突き当たりを右折してください。
	When you come to the fork, veer left.	Y字交差点を左折してください。
	When you come to the intersection,	交差点に差しかかったら、
	1. Take a quick right.	1. すぐ右へ曲がってください。
	2. Take your second right.	2. 右から 2 本目へ進んでください。
	3. Cross the main street and continue going straight.*	3. 大通りを渡って、そのまま直進*してください。 *道の角度により、左折か直進かは変わります。
	Cross the footbridge and go toward Q.	歩道橋を渡って、Qの方へ降りてください。
	歩道橋以外の場合は？ Cross the street and go toward Q.	信号を渡って** 横断歩道を渡って** ** 結局は、「道路を渡って」になります。

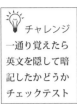
チャレンジ
一通り覚えたら
英文を隠して暗
記したかどうか
チェックテスト

直進	1	直進してください。	Go straight.
	2	その道を*直進*してください。	*Go straight* the street. *Go straight down* the street.
	3	*2 ブロック*直進してください。	Go for *2 blocks.* Go *2 blocks.*
	4	○○通りまで直進してください。	Go straight *to* ○○street. Go straight *until* ○○street.
方角	5	北へ行ってください。	Go *north.*
		南へ行ってください。	Go *south.*
		東へ行ってください。	Go *east.*
		西へ行ってください。	Go *west.*
曲がる	6	右折（左折）してください。	Turn *right/left.* Take a *right/left.*
	7	2つ目の角を右折してください。	Turn right at the 2nd *corner.*
		2つ目の信号を右折してください。	Turn right at the 2nd *traffic light.*
通過	8	○○通りを通り越してください。	Pass ○○street. Cross ○○street.
到着点	9	△△は、特定の場所: □□□□□です。	△△ is at □□□□□. You will find △△ at □□□□□.
安心	10	見落とすことはないでしょう。	You can't miss it.

Annex 2　Common symptoms

Annex 2 は、代表的な症状の尋ね方のうち「ある」「なし」の『二者択一で答えられる質問』に絞り、集めています。これらは日本語で「〜がありますか？」「〜をしますか？」「〜をしましたか？」という質問のことです。この答えによって、「現時点において、<u>その症状：具体的な症状名</u>はあるのか、ないのか？」を明らかにすることができます。

- 発熱していますか？　　　　　　　　　　Do you have a fever?
- 関節は痛みますか？　　　　　　　　　　Do your joints ache?

なぜ、ここで二者択一の質問を取り上げたのかお気づきの方もいらっしゃることでしょう。

私が取り上げた理由は、わかりやすいからです。この質問方法であれば、患者様からの回答は、"Yes",
"No"ですぐに返ってきます。そして、聞いている看護師もすぐに理解できます。

つまり、看護師にとっては、回答を待つ時間の長さ（患者様ご自身が言葉を選定する時間）や、回答そのものの長さが比較的短い（質問者に向けて発せられた言葉の量）ことに加えて、ヒアリング力（聞き取りについての理解力）の影響を受けにくいという魅力があります。

看護師は、これらの二者択一の質問を組み合わせ、さらにフィジカルアセスメントを実践することで、看護診断のための情報がある程度絞り込めることでしょう。

SKIT 1	Illnesses	病気の場合

次の表は、症状をキーワードにして「〜は、ありますか？」「あなたは、〜（という感じ）がしていますか？」「〜をしましたか？」という文例を集めたものです。

💡 チャレンジ 一通り覚えたら 英文を隠して暗 記したかどうか チェックテスト	発熱時関連症状	発熱	fever	Do you have a fever?
		悪寒（おかん）・寒気	chill	Do you have a chill?
		関節痛	joint pain	Do you have joint pains?
		倦怠（けんたい）感	feel tired	Do you feel tired?
		頭痛	headache	Do you have a headache?
	全般的	瘙痒（そうよう）感・痒み	feel itchy	Do you feel itchy?
		発疹	rash	Do you have a rash?
		浮腫・腫れ・むくみ	swelling	Do you have any swellings?
		眩暈（げんうん）・めまい	feel dizzy	Do you feel dizzy?

代表的な症状の尋ね方

チャレンジ
一通り覚えたら
英文を隠して
暗記したかどうか
チェックテスト

消化器症状	腹痛・胃痛	stomachache	Do you have a stomachache?
		abdominal pain	Do you have an abdominal pain?
	下痢	diarrhea	Do you have diarrhea?
	便秘	constipation	Are you constipated?
		no bowel movement	Have you had a bowel movement recently?
	吐き気 嘔気（おうき、おうけ）	feel nauseous	Do you feel nauseous?
	嘔吐（おうと）	vomit	Did you vomit?
		throw up	Have you thrown up?
	食欲	appetite	Do you have an appetite?

呼吸器症状	咳	cough	Do you have a cough?[*1]
			Have you been coughing?[*2]
	くしゃみ	sneeze	Have you been sneezing?
	鼻汁・鼻水	runny nose	Do you have a runny nose?
	鼻閉（びへい）感・鼻づまり	stuffy nose	Do you have a stuffy nose?
			Are you stuffed up?
	咽頭（いんとう）痛・のどの痛み	sore throat	Do you have a sore throat?
	呼吸困難	difficulty (in) breathing	Do you have any difficulty (in) breathing?

[*1] 咳はでますか？

[*2] 咳は続いていますか？

SKIT 2	Injuries	けがの場合

チャレンジ
一通り覚えたら英文を隠して暗記したかどうかチェックテスト

疼痛（とうつう）・痛い	hurt	Does your *leg* hurt?	*leg* 脚（あし：もものつけ根～足首にかけての部分） 脚は痛みますか？
腫脹（しゅちょう）・腫れる	swollen	Is your *foot* swollen?	*foot* 足（足首～下の部分） 足は腫れていますか？
擦りむく	scrape	Did you scrape your *knee*?	*knee* 膝（ひざ） 膝を擦りむきましたか？
火傷・やけど	burn	Did you burn your *hand*?	*hand* 手 手をやけどしましたか？
骨折	break	Did you break your *arm*?	*arm* 腕 腕を骨折しましたか？
捻挫（ねんざ）	sprain	Did you sprain your *ankle*?	*ankle* 足首 足首を捻挫しましたか？
	twist	Did you twist your *wrist*?	*wrist* 手首 手首を捻挫しましたか？

SKIT 3	SKIT1, SKIT2 以外の代表的な症状の尋ね方

正確な看護診断と看護介入をするには、『二者択一で答えられる質問』以外の質問も重要であることは言うまでもありません。ヘルスインタビュー（健康歴の聴取）では、さまざまな尋ね方をしていくことになります。　以下は、代表的な症状の尋ね方です。

- どのような症状なのですか？　　　　　　　　What symptoms do you have?
- どの部位に（その症状は）感じるのですか？　Where do you have it?
- どのような性状・状態なのですか？　　　　　How do you feel?
- いつ始まりましたか？　　　　　　　　　　　When did it start?
- どのくらいの期間（その症状は）続いていますか？ How long have you had it?
- どのくらいの頻度で（その症状は）あるのですか？ How often have you had it?

Annex 3　Asking the Health history

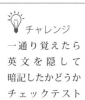

チャレンジ
一通り覚えたら
英文を隠して
暗記したかどうか
チェックテスト

SKIT1 には、健康歴を尋ねる主な質問についてまとめています。そして、SKIT 2 には主要な病名を挙げています。より実際に近づけて学習するのなら、SKIT1 と SKIT2 を組み合わせていただくとよいでしょう。

SKIT 1		Questions of health history	健康歴を尋ねる主な質問

現病歴	1	どうなさいましたか？	What's the matter? What's wrong?
	2	どのような症状がありますか？	What symptoms do you have?
	3	その症状は、いつから始まりましたか？	When did it start?
	4	どのくらいの期間、それは続いていますか？	How long have you had it?
	5	いつも痛みますか？	Does it hurt all the time?
既往症	1	過去にかかった深刻な病気、けが、手術は、ありますか？	Have you had any serious illnesses, injuries or operations?
	2	またそれはいつですか？	When did you have it?
家族歴	1	家族のなかで深刻な病気にかかっている方はいらっしゃいますか？	Does anyone in your family have any serious illnesses?
	2	同居中の親族はいらっしゃいますか？	Are there any relatives who live together?
薬	1	【常用薬の有無】 現在、服用している薬はありますか？	Are you taking any medicine now?
	2	【常用薬・頓服薬（とんぷくやく：症状があるとき一時的にのむ薬）の両方について尋ねる】 何か薬を用いましたか？	Have you taken any medicine? Did you take any medicine?
	3	アレルギーはありますか？	Are you allergic to anything?
	4	アレルギーの原因となった薬の名前は何ですか？	What is the name of the medicine leading to allergy?
月経周期	1	最終月経はいつですか？	When was your last period?
	2	最終月経の開始日	Date of last period
	3	順調ですか、不順ですか？	Regular or irregular?
	4	妊娠していますか？	Are you pregnant?

健康歴の尋ね方

	SKIT 2	**Common diseases**	主な病名一覧

	心臓病	heart disease	hάɚt / dɪzíːz
循環器系	心臓発作	(heart attack)	hάɚt / ətǽk
	不整脈	irregular pulse	ìrégjʊlɚ / pʌ́ls
	高血圧症	hypertension	hάɪpɚ / ténʃən
	心筋梗塞（しんきんこうそく）	myocardial infarction	mɑɪókάɚd(ə)l / ɪnfάɚkʃən
	僧帽弁閉鎖不全症	mitral insufficiency	mάitrəl / ìnsəfíʃənsi
脳神経系	脳梗塞（のうこうそく）	cerebral infarction	səríːbrəl / ɪnfάɚkʃən
	脳出血	cerebral hemorrhage	səríːbrəl, sérə‐ / hém(ə)rɪdʒ
	髄膜炎（ずいまくえん）	meningitis	mènindʒáitis
	てんかん	epilepsy	épəlpsi
内分泌系	糖尿病	diabetes mellitus	dάɪəbíːtis / melítəs
	甲状腺機能亢進症	hyperthyroidism	hάɪpɚ θάɪrɔɪdízm
	甲状腺機能低下症	hypothyroidism	hάɪpo / θάɪrɔɪdízm
消化器系	肝炎	hepatitis	hèpèətάɪṭis
	膵炎（すいえん）	pancreatitis	pǽnkriətάɪṭɪs
	虫垂炎	appendicitis	əpèndəsáitis
	胃潰瘍（いかいよう）	gastric ulcer	gǽstrik / ʌ́lsər
	潰瘍性大腸炎	ulcerative colitis	ʌ́ls(ə)rèitiv / kəláitis
呼吸器系	肺炎	pneumonia	n(j)uːmóunjə
	気管支炎	bronchitis	brɑŋkáitis
	気管支喘息（ぜんそく）	bronchial asthma	brάŋkiəl / ǽzmə
	気胸	pneumothorax	n(j)uːmæθɔ́ːræks
	肺気腫	pulmonary emphysema	pʌ́lmənèri / èmfəsíːmə
	肺梗塞（はいこうそく）	pulmonary infarction	pʌ́lmənèri / infάːrkʃən
新生物系	癌（がん）	cancer	kǽnsər
	腫瘍（しゅよう）	tumor	tjuːmər
	白血病	leukemia	luːkíːmiə

87

	妊娠	pregnancy	prégnənsi
婦人科系	子宮筋腫	hysteromyoma	hístəroumaɪóumə
	子宮内膜症	endometriosis	èndoumi:trióusis
	卵巣嚢（のう）腫	ovarian cyst	ouvé(ə)riən / sist
	更年期症状、更年期障害	climacteric symptom	klaimǽktərik / símptəm
皮膚科系	帯状疱疹（ほうしん）	herpes zoster	hə́:rpi:z zástər
	アトピー性皮膚炎	atopic dermatitis	eɪtápɪk / də́:rmətáitis
	接触性皮膚炎	contact dermatitis	kántækt / də́:rmətáitis
	火傷（やけど：火、薬品、電気などによる）	burn	bə:rn
	熱傷（やけど、湯気による）	scald	skɔ́:ld
腎・尿路系	腎不全	renal insufficiency	rí:nl / ìnsəfíʃənsi
	腎炎	nephritis	nəfráitis
	ネフローゼ症候群	nephrotic syndrome	nifróutik / síndroum
	膀胱（ぼうこう）炎	cystitis	sistáitis
	前立腺肥大	prostatic hypertrophy	prɑstǽtik / haipə́:rtrəfi
眼科系	白内障	cataract	kǽtərækt
	緑内障	glaucoma	glɔ:kóumə
	硝子体（しょうしたい）出血	vitreous hemorrhage	vítriəs / héməridʒ
	網膜剥離（もうまくはくり）	retinal detachment	rétnəl / ditǽtʃmént
精神・神経系	精神障害	mental disease	méntəl / dizí:z
	うつ病	depression	dɪpréʃən
	躁（そう）病	mania	méiniə
	認知症	dementia	diménʃə
骨格器系	骨折	fracture	frǽktʃər
	腰痛症	lumbago	lʌmbéigou
	リウマチ	rheumatism	rú:mətìzm
	五十肩	frozen shoulder	fróuzn / ʃóuldər
その他	貧血	anemia	əní:miə
	花粉症	hay fever	hei / fí:vər

診察室・処置室のなかで看護師などが診察の準備をする場面での一言について表にまとめています。

例えば穿刺（せんし：身体に針を刺す行為のひとつ）時には、一時的に「呼吸を止めてください」とお願いすることがあります。この内容をジェスチャーで説明するのは簡単ではありません。

このとき "Stop breathing." と言っても、まず相手には通じません。正しくは、"Hold your breath." です。

案内	1	どうぞ、お入りください。	Come in, please.
	2	どうぞ、おかけください。	Sit down, please.
更衣	1	服を脱いでください。	Take off your clothes, please.
	2	服を着てください。	Put on your clothes, please.
ベッドに横になる	1	ベッドに横になってください。	Lie down on the bed, please.
	2	あおむきに寝てください。（仰臥位）	Lie on your back, please.
	3	うつぶせに寝てください。（腹臥位）	Lie on your stomach, please.
	4	横向きに寝てください。（側臥位）	Lie on your side, please.
	5	ベッドに座ってください。	Sit on the bed, please.
	6	あおむきに寝て、膝を立ててください。	Lie on your back and draw up your knees, please.
深呼吸	1	大きく息を吸ってください。	Breathe in deeply, please.
	2	大きく息をはいてください。	Breathe out, please
	3	息を止めてください。	Hold your breath, please
依頼	1	◇◇◇◇◇をみせてください。	Let me check(see) your ◇◇◇◇◇.
			Please show me your ◇◇◇◇◇.
	2	血圧を測ります。	I will take (check) your blood pressure.
	3	採血をします。	I will take some blood for the test.
	4	注射をします。	I will give you a shot.
採血・注射	1	親指を手の内側にして握ってください。	Make a fist, thumb in. And squeeze firmly, please.
	2	力を抜いて楽にしてください。	Relax, please.
	3	気分は変わりありませんか？	Do you feel OK?
	4	針先は痛みませんか？	Does that hurt?
	5	指先は、しびれませんか？	Are your fingers numb?
	6	（腕を）よくもんでください。	Please rub your arm well.
	7	3分間しっかりとおさえてください。	Hold tight for 3 minutes, please.

Annex 5 Medications / 薬に関する会話

> **チャレンジ**
> 一通り覚えたら
> 英文を隠して
> 暗記したかどうか
> チェックテスト

薬について看護師などが患者様から情報を収集する場面、与薬（対象者に薬を渡す行為のひとつ）の場面での一言について表にまとめています。

患者様に質問するとき、患者様からの質問を理解するとき、薬を使うときの注意点の説明をするときによく使われるものです。

何の薬？	1	これは何の薬ですか？（どのような種類の）	What kind of medicine is this?
	2	何という名前の薬ですか？	What is the name of this medicine?
	3	これは何に効く薬ですか？	What is this medicine for?
副作用は？	1	副作用はありますか？	Does this medicine have side effects?
	2	私は、_鎮痛剤_にとても敏感なのですが、この薬は、私にも大丈夫ですか？	I am very sensitive to _painkillers_. Is this medicine OK for me?
いつ？	1	いつ飲めばいいのですか？	When do I take this medicine?
	2	・熱が 38 度以上あるときお飲みください。	When you have a fever of more than 38℃.
	3	・痛いときお飲みください。	When you have a severe pain.
どのように？	1	どのように用いるのですか？	How do I take this medicine?
	2	（トローチ）噛（か）まずに口のなかでとかしてください。	_drop_ Don't chew it. Let it dissolve slowly in your mouth.
	3	（舌下錠）噛まずに舌の下でとかしてください。	_sublingual tablet_ Don't chew it. Place it under your tongue and let it dissolve.
	4	（うがい薬）水で希釈してうがいしてください。	_gargle_ Add water and gargle with it.
	5	（水薬）1回1目盛り飲んでください。	_liquid_ Take a scale of the liquid each time.
	6	（湿布）1日1回貼りかえてください。	_compress_ Change it once a day.
	7	（クリーム・軟膏）1日1回擦り込んでください。	_cream / ointment_ Rub it on once a day.
異常時は？	1	何か異常に気が付いたら服用（使用）を中止して、早めに受診してください。	If you have any problems, stop taking (using) it, and consult the doctor immediately.
	2	詳しくお知りになりたいときは、薬剤師にお尋ねください。	If you would like to know the details, please ask the pharmacist.

Annex 6　Vocabulary

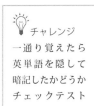
チャレンジ
一通り覚えたら
英単語を隠して
暗記したかどうか
チェックテスト

Annex6 は、病院内で用いられる単語を分類し掲載しています。

CATEGORY 1　　**Medical departments**　　　　　　診療科

内科系	内科	internal medicine	intə́:rnl / médəsin
	循環器内科	cardiovascular medicine	kɑ́:rdiouvǽskjulər / médəsin
	消化器内科	gastroenterology	gæstrouèntərálədʒi
	脳神経内科	internal medicine of neurology	intə́:rnl/médəsin / ɑv / njuərálədʒi
	内分泌内科	endocrinology	èndəkrınálədʒi
	呼吸器内科	respiratory medicine	réspɚrətɔ̀ri / médəsin
	血液内科	hematology	hì:mətálədʒi
	腎臓内科	nephrology	nəfrálədʒi
	膠原病内科	collagen disease internal medicine	kálədʒən / dizí:z / intə́:rnl / médəsin
	腫瘍内科	oncology	ɑnkálədʒi
	老年科	department of senility	dipá:rtmənt / ɑv / síníləti
	心療内科	psychosomatic medicine	sáikosoumǽtik / médəsin
外科系	外科	surgery	sə́:rdʒəri
	循環器外科　心臓外科	cardiovascular surgery	kɑ́:rdiouvǽskjulər / sə́:rdʒəri
	脳神経外科	neurosurgery	njúərosə́:rdʒəri
	整形外科	orthopedics	ɔ̀ɚθəpí:dıks
	形成外科	plastic surgery	plǽstik / sə́:rdʒəri
	血管外科	vascular surgery	vǽskjulər / sə́:rdʒəri
	麻酔科	anesthesiology	ænisθì:ziálədʒi
	口腔外科	oral surgery	ɔ́:rəl / sə́:rdʒəri
その他①	産科	obstetrics	əbstétrıks
	婦人科	gynecology	gàinikálədʒi
	小児科	pediatrics	pì:diǽtrıks

91

	眼科	ophthalmology	àfθælmálədʒi
		eye doctor	ai / dáktər
	耳鼻咽喉科	otolaryngology	outləlingolədʒi
		ENT (ear, nose and throat の略)	(iər / nouz / ənd / θrout)
その他②	皮膚科	dermatology	də˞:mátələʒi
	泌尿器科	urology	juərálədʒi
	精神科	psychiatry	saikáiətri
	放射線科	radiology	rèidiálədʒi
	歯科	dentistry	déntɪstri
その他③	人間ドック	health screening center	helθ /skri:nɪŋ /séntər
	救命救急センター	emergency room	imə́:rdʒnsi / ru(:)m
	理学療法科	the department of physical therapy	ðə / dipá:rtmənt / əv / fízikəl / θérəpi
	作業療法科	the department of occupational therapy	ðə dipá:rtmənt / əv / àkjupéiʃənl / θérəpi

CATEGORY 2　　People & Occupations　　　　人と職名

	医師	doctor	dáktər
医師職	内科医	physician	fizíʃən
	外科医	surgeon	sə˞:rdʒən
	歯科医	dentist	déntist
	非常勤医師	part-time medical practitioner	pɑ:rt- taim / médikəl /præktíʃənər
	病院長	the head of a hospital	ðə / hed / əv / ə / háspitl
	医長	head doctor	hed / dáktər
経営職	理事長	chairman of the board of directors	tʃeərmæn / əv / ə / bɔ:rd / əv /diréktəz
	事務長	a head official	ðə / hed / əfíʃəl

看護職	看護師	nurse	nə:rs
		RN（R.N.・registered nurse）	(rédʒistərd / nə:rs)
	准看護師	LPN（L.P.N.・licensed practical nurse）	(laisənst / prǽktikəl / nə:rs)
	助産師	midwife	midwaif
	保健師	public health nurse	pʌ́blik / helθ / nə:rs
	看護助手	nurse aid	nə:rs / eid
	看護部長	director of nursing	diréktə / əv / nə:rsiŋ
	看護師長	senior nursing officer	sí:njər / nə:rsiŋ
	看護主任	chief nurse	tʃí:f / nə:rs
		charge nurse	tʃɑ:rdʒ / nə:rs
	リーダー看護師	leader nurse	li:də˞ / nə:rs
	責任看護師	charge nurse	tʃɑ:rdʒ / nə:rs
	臨床実習指導者	bedside training instructor	bedsaid / treiniŋ / instrʌ́ktə˞
	看護学生	student nurse	stjú:dnt / nə:rs
その他医療職（有資格者）	薬剤師	pharmacist	fɑ́:rməsist
	診療放射線技師	radiologist	rèidiɑ́lədist
	臨床検査技師	clinical laboratory technologist	klínikəl / lǽbərɔ́:tri / teknɑ́lədʒist
	理学療法士	physical therapist (PT)	fízikəl / θérəpist
	作業療法士	occupational therapist (OT)	àkjupéiʃənəll / θérəpist
	義肢装具士	prosthetist and orthotist	prɑsθétist / ənd / ɔ˞θtist
	視能訓練士	orthoptist (ORT)	ɔ˞θɑ́ptist
	言語療法士	speech therapist (ST)	spi:tʃ / θérəpist
	管理栄養士	registered dietitian	rédʒistərd / dáiətíʃən
	栄養士	dietitian	dáiətíʃən
事務系	医療秘書	medical secretary	médikəl / sékrətèri
	医療事務員	medical clerk	médikəl / klə:rk
	受付係	receptionist	risépʃənist

	患者	patient	péɪʃənt
患者と関係者	外来患者	outpatient	aut péɪʃənt
	入院患者	inpatient	in péɪʃənt
	見舞客	visitor	vízitər

CATEGORY 3　　Facilities　　　　病院内の施設

	内科病棟	medical floor (ward)	médikəl / flɔːr (wɔːrd)
病棟	外科病棟	surgical floor (ward)	sə́ːrdʒikəl / flɔːr (wɔːrd)
	小児科病棟	pediatric floor (ward)	pìːdiǽtrıks / flɔːr (wɔːrd)
	集中治療室	ICU Intensive Care Unit	ınténsıv / keər / júːnit
治療・検査・調剤関連	救急処置室	ER emergency room	ımə́ːrdʒənsi / ru(ː)m
	診察室	consulting room	kənsʌ́ltıŋ / ru(ː)m
	処置室	treatment room	triːtmənt / ru(ː)m
	検査室	laboratory	lǽbərətɔ́ːri
	手術室	operating room	ɑ́pərèitıŋ / ru(ː)m
	分娩室	delivery room	dilívəri / ru(ː)m
	リハビリテーション室	rehabilitation room	rìːh əbílətèiʃən / ru(ː)m
	調剤室	dispensary	dispénsəri
医事関連	受付	reception	risépʃən
	外来窓口	outpatient window	aut péɪʃənt / wíndou
	医事課	registration office	rèdʒistréiʃən
	会計窓口	cashier	kǽʃíər
その他①	待合室	waiting room	weitıŋ / ru(ː)m
	談話室・ラウンジ	lounge	laundʒ
	非常口	emergency exit	ımə́ːrdʒənsi / égzit
	階段	stairs	steərz
	廊下	hall	hɔːl

語彙

	その他②	食堂	dining room	dáiniŋ / ru(:)m
		売店	stand	stænd
		コインランドリー	Laundromat	lɔ̀:ndrəmǽt
	その他③	講堂	lecture hall	léktʃər / hɔ:l
		医局	doctor's office	dάktərz / ɔ̀:fis
		師長室・看護事務室	nurse's office	nə:rs / ɔ̀:fis
		ナースステーション	nurses' station	nə:rs / stéiʃən

CATEGORY 4　　Documents & Medical instruments & supplies　　書類・物品

書類	書類	document	dάkjumənt
	計算書	statement	steitmənt
	健康保険証	health insurance card	helθ / inʃúərəns / kɑ:rd
	診断書	doctor's report	dάktərz / ripɔ̀:rt
	処方箋	prescription	priskrípʃən
	同意書	consent form	kənsént / fɔ:rm
	誓約書	written oath	rítn / ouθ
	覚書	IOU (=I owe you)	(ai / ou / ju:)
	看護記録	nursing record	nə:rs iŋ / rikɔ̀:rd
物品	体温計	thermometer	θərmάmətər
	血圧計	sphygmomanometer	sfigmoumənάmətər
	聴診器	stethoscope	stéθəskòup
	床頭台	bedside table	bedsaid / téibl
	毛布	blanket	blǽŋkit
	膿盆（のうぼん）	kidney basin	kídni / béisn
	便器	bed pan	bed / pæn
	包帯	bandage	bǽndidʒ
	ガーゼ	gauze	gɔ:z
	車いす	wheelchair	hwi:ltʃeər
	ストレッチャー	stretcher	stretʃər

CATEGORY 5	Medications	薬物治療

		injection	indʒékʃən
注射	注射	shot	ʃɑt
	皮内注射	intradermal injection	ìntrədə́:rməl / indʒékʃən
	皮下注射	hypodermic injection	hàipədə́:rmik / indʒékʃən
	筋肉注射	intramuscular injection (IM)	ìntrəmʌ́skjulər / indʒékʃən
	静脈注射	intravenous injection (IV)	ìntrəví:nəs / indʒékʃən
	点滴（点滴静脈内注射）	intravenous drip injection (DIV)	ìntrəví:nəs / drip / indʒékʃən
		intravenous infusion	infjú:ʒən
内服薬	錠剤	tablet	tǽblit
	カプセル	capsule	kǽpsəl
	水薬	liquid medicine	líkwid / médəsin
	舌下錠	sublingual tablet	sublíŋgwəl / tǽblit
	散剤	powder	páudər
用法	湿布（冷〜，温〜）	(ice/hot) compress	(ais / hɑt) kámpres
	点眼薬	eye drops	ai / drɑps
	点鼻薬	nose drops	nouz / drɑps
	吸入薬	inhalation	ìnhəléiʃən
	うがい薬	gargle	gá:rgl
	消毒薬	disinfectant	disinféktant
	頓服（とんぷく）	PRN	p: / ɑ:r / enu
効能	抗菌剤・抗生物質	antibiotic	æ̀ntibaiátik
	消化剤・消化薬	digestant	didʒéstənt
	下剤	laxative	lǽksətiv
	胃薬	stomach medicine	stʌ́mək / médəsin
	消炎剤	antiphlogistic	æ̀ntifloudʒístɪk
	利尿剤	diuretic	dàiərétik
	鎮痛剤	analgesic	æ̀nəldʒí:zɪk
		painkiller medicine	peinkílə / médəsin
	高血圧治療薬・降圧剤	antihypertensive	æ̀ntiháipərténsɪv
	糖尿病治療薬・血糖降下剤	hypoglycemic drug	háɪpouglaisí:mik drʌ́g

おわりに

一般患者の立場から

「看護婦・医療秘書のための英会話」(1995年初版)から15年、相変わらず医療に関しては素人ですが、この間に妊娠・出産を複数回経験し、現在子育て中であることもあり、産婦人科、小児科、耳鼻咽喉科、皮膚科、歯科、整形外科等々、実にさまざまな病院やクリニックにお世話になる機会が増えました。そんな日常の中で実際外国人の患者さんを見かけることは、私の住む街でも決して珍しくありません。

気付くことは、その方々の多くが通訳者を伴って受診されているということです。日本語を話せる友人か知り合いの方が同伴されているように見受けられます。それが可能な患者さんは運が良いと思いますが、そのような状況にはない方、あるいは急患や通院を続ける必要がある方となると、医療スタッフと直接言語コミュニケーションを図れることがどれほど救いになるかは容易に想像できます。当然、外国人患者とは英語を母国語とする方々ばかりではありませんが、英語が意思疎通の大きな助けになる場面も多々あるに違いありません。

医療現場は、正確で迅速なコミュニケーションを要求される場です。いつ英語が役に立つかはわかりません。いつでも、医療スタッフの皆さんが外国人患者の方々に対して問題なく十分な対応ができるよう備えてくだされば、患者さんは安心して受診できると思います。

英語教育者の立場から

本書を読むと、Ms. CocteauやMr. Aristotleなど、人名や病院名などの固有名詞が難しかったり妙にユニークだったりすることに気付かれると思います。一般の英会話テキストでは、もう少し耳慣れた名前が使われていることが大半だと思いますが、実際病院に訪れる患者さんはMs. BrownやMr. Johnsonばかりではありません。むしろ聞き返さなければならないような難しいお名前の方も多いはずです。あえて聞き慣れない固有名詞を使用しているのは、その点にも意識を向けていただけるように、という意図があると思います。

会話はすべて、実際に起こり得る場面でやりとりの頻度が高いと思われる実用的なものばかりです。医療スタッフの皆さんは、常に多忙で英会話の練習をする時間などない方が多いかもしれませんが、太字の表現や大切な単語だけでも繰り返し聞き、口に出してみて下さい。学生時代には覚えたけれど現場では使わない…という年月を過ごすと、いざという時に役立ちません。1日5分、耳と口の訓練をコツコツ続けることが、英語力を維持・向上させていく良い方法です。

本書が少しでも医療スタッフと患者さんのスムーズなコミュニケーションの役に立ちますように…

2010 年 3 月

山田貞子 (旧姓 黒田)

著者略歴

山田薙夏　Chika Yamada, RN　　　　　✴連絡先　nurse@arist.info
看護師・クリエイティブディレクター
有限会社アリスト　代表取締役

2007 年　ラ・トローブ大学大学院　単位取得退学
1999 年　グリフィス大学　健康科学学部看護学科　卒業
1989 年　名古屋市立大学看護学校卒業

現在は、アリストを軸に活動する。セミナー講師をつとめるほか、医療情報のユニバーサルデザイン（医療情報における実証された「わかりやすさ」）についての調査研究、コンサルティング、教材開発などを行っている。
名古屋市立大学病院勤務などを経て、1995 年アリストを設立。
2005~2008 年　名古屋学芸大学短期大学部　健康科学系　特任講師を兼任。
その他看護系および医療秘書系を中心とした教育機関における非常勤講師としての実績も多数ある。
（ユニバーサルデザイン、フィジカルアセスメント、身体のしくみと生理、医療英会話などを担当）

●研究論文　　　　　　　＊1),2) は、コラム中の参考文献です

1) 山田千夏・塚本佳子「利用者調査から『わかりやすい説明』を実証し、活用する ～漢方調剤薬局における説明の「わかりやすさ」解明から説明ツールの開発まで」, 名古屋学芸大学短期大学部研究紀要, 第 6 号, 51-67, 2009
2) 山田薙夏・塚本佳子,「利用者調査によるわかりやすさ、わかりにくさの解明－漢方調剤薬局において『わかりやすい説明』を活用するために」, 名古屋学芸大学短期大学部研究紀要, 第 5 号, 93-103, 2008
3) 単著「患者の主観的側面に焦点を当てたカルテ開示システムの批評－医療情報共有におけるユニバーサルデザイン開発」のためのユーザビリティ調査として」, 名古屋学芸大学短期大学部研究紀要, 第 4 号, 111-118, 2007

●主要著書

1) 執筆代表「DV と保健・医療－支援者のためのマニュアル」, 平和のためのアジア女性国民基金, 2004
2) 丹羽國子・山田薙夏「ICF に基づく介護概論」, アリスト, 2003
3) 分担執筆「介護概論」, 佛教大学通信教育部教材, 2003

黒田貞子　Sadako Kuroda
英会話講師

2015 年　　　　　　　米語発音トレーニングスタジオ Mustard Club 設立
2014 年　　　　　　　アンチエイジングエクササイズ Mint Club 設立
2013 年　　　　　　　ママフィット＆ベビービクス Honey Club 設立
2013 年　　　　　　　キッズ英会話スクール SALT 設立
現在〜2003　　　　　ECC 外語学院（英会話講師）
2001 年　　　　　　　一般企業内にて英会話、TOEIC 講師
1993〜2000 年　　　　ジオス ランゲージシステム　（英会話講師、ティーチャートレーナー、教務主任）
1993 年　　　　　　　名古屋外国語大学英米語学科 卒業
1992 年　　　　　　　オレゴンヘルスサイエンス大学にて研修
1991 年　　　　　　　カリフォルニア大学バークレイ校にて研修

看護師・医療秘書のための実践英会話　第 2 版
English Conversation for Nurses and Medical Secretaries　　2nd Edition

ISBN978-4-900890-17-6
2010 年 3 月 4 日　第 2 版　第 1 刷発行
2020 年 2 月 4 日　第 2 版　第 8 刷発行

発行・発売：　有限会社 アリスト

本書は「看護婦・医療秘書のための英会話」（初版 1995 年：アリスト）
/「看護師・医療秘書のための英会話」（2005 年：改題）を再編集し、
単行本化したものです。

Publisher & Creative Director:　山田千夏

Authors:　　　　　　　　　　　山田薙夏
　　　　　　　　　　　　　　　黒田貞子

Cover Design:　　　　　　　　　増野絢子
Illustration:　　　　　　　　　　黒田貞子
Page Design:　　　　　　　　　　山田千夏

Editing Support:　　　　　　　　寺澤知夏
　　　　　　　　　　　　　　　山田貴子

Adviser Medical:　　　　　　　　戸刈　創（名古屋市立大学 小児科教授）
Adviser English:　　　　　　　　Carolyn Joyce Nobata R.N.　（名古屋市立大学看護学部講師）

Printing:　　　　　　　　　　　株式会社 平河工業社

有限会社 アリスト
〒164-0011　東京都中野区中央 4-26-10-606
電話　　　　　　　　　（03）3384－1701
FAX　　　　　　　　　（03）6862－8384
振替口座　　　　　　　00840-3-106081
E-mail　　　　　　　　sales@arist.info
Website:　　　　　　　http://arist.info